AF586158

MÉDECINE PRATIQUE

UNIVERSELLE

Tous droits réservés.

LES FRÈRES DAUPHINOIS

MÉDECINE PRATIQUE

UNIVERSELLE

MOYEN FACILE DE RECONNAITRE
DE QUELLES INDISPOSITIONS OU MALADIES
ON EST ATTEINT OU MENACÉ
ET DE LES TRAITER TANTOT SOI-MÊME,
TANTOT AVEC LE SECOURS DES HOMMES DE L'ART,
PAR LA MÉDECINE ORDINAIRE
LE SYSTÈME RASPAIL,
LA MÉTHODE HOMŒOPATHIQUE
ET LA VERTU DES PLANTES

PRIX : 1 FR. 25 C.

BAR-LE-DUC. — TYPOGRAPHIE DES CÉLESTINS
ANCIENNE MAISON L. GUÉRIN, ÉDITEUR
36, RUE DE LA BANQUE, 36

PARIS. — VICTOR PALMÉ, LIBRAIRE-ÉDITEUR
25, RUE DE GRENELLE-SAINT-GERMAIN, 25

1874

CHAPITRE PRÉLIMINAIRE

QU'IL FAUT LIRE AVEC ATTENTION

Cet ouvrage est une nouveauté dans toute l'acception du mot. Quiconque nous lira sans parti pris pensera comme nous.

Notre but n'a jamais été de nous adresser aux savants.

Pourquoi l'aurions-nous fait ?

Nous n'avons ni la prétention de les instruire ni celle de les convertir.

Quoi que nous fassions et quoi que nous disions, les allopathes resteront allopathes, Raspail et ses partisans continueront à préconiser leur système à l'exclusion des autres, et l'homœopathie repoussera partout et toujours les remèdes qui ne sont pas administrés à dose infinitésimale.

Toute illusion à ce sujet nous était impossible.

Voilà pourquoi, laissant de côté non la science que nous aimons, mais les préjugés d'un trop grand nombre de ses disciples, nous allons droit au commun des lecteurs : **JEUNES GENS, FEMMES DU MONDE, PÈRES DE FAMILLE, MEMBRES DU CLERGÉ, OUVRIERS, CULTIVATEURS**, tous, sans exception, pourront puiser dans la lecture de cet ouvrage soit la santé, soit d'utiles conseils. Etranger à toute coterie, nous avons tour à tour employé la *Médecine ordinaire*, le *Système Raspail* et la *Méthode homœopathique*.

Le succès a couronné nos efforts.

Les cures nombreuses que nous avons opérées sont dues, pour la plupart, au soin scrupuleux avec lequel nous avons sacrifié l'esprit de parti à la santé de nos clients.

Il est des cas où l'homœopathie est impuissante, tandis que la médecine ordinaire produit les meilleurs résultats. Il en est d'autres, au contraire, où l'allopathie aggrave le mal et peut même entraîner la mort, alors qu'il suffirait de cinq ou six doses homœopathiques pour rendre, en vingt-quatre heures, la santé au malade.

C'est là un fait brutal contre lequel ne peuvent rien les arguments de la faculté et les brocards de Messieurs les savants en débauche d'esprit.

Nous avons consigné dans ce volume le résumé succinct de nos observations.

Après une description aussi exacte que possible des symptômes qui accompagnent chaque maladie, nous indiquons le traitement à suivre d'après la *Médecine ordinaire*, le *Système Raspail* et la *Méthode homœopathique*. Puis, nous disons quel est celui de ces divers systèmes qui nous semble préférable.

De plus, nous initions nos lecteurs à un mode de traitement que la plupart des médecins négligent et dont nous nous sommes presque toujours servi avec succès.

Il est maintenant bien peu de praticiens qui songent à utiliser les plantes médicinales. Ils abandonnent ce soin à quelques rares savants qui sacrifient leur popularité au besoin de faire un peu de bien.

Au risque de nous voir traiter de rétrograde, nous reviendrons aussi souvent que possible à cette vieille thérapeutique aujourd'hui dédaignée.

Que l'ouvrier des champs n'oublie pas qu'il a autour de lui un trésor inépuisable et qu'il peut en tirer profit sans s'imposer le moindre sacrifice.

Les remèdes qu'il fabriquera lui-même à l'aide des plantes qui poussent dans les prairies, le long des haies et sur le flanc des montagnes, seront souvent préférables aux préparations impuissantes ou dangereuses de la pharmacopée contemporaine.

Nos lecteurs trouveront à la fin de ce volume un chapitre où nous traitons de l'hygiène et du régime à suivre en cas de maladie.

Enfin nous donnons, en terminant, des indications précises sur divers produits connus dans le commerce et dont l'emploi peut être recommandé en toute assurance.

Cet opuscule, nous en avons la confiance, ne tardera pas à être le *vade-mecum*, le manuel indispensable de tous ceux qui ne sont pas indifférents à la conservation de leur santé.

Le prix en est accessible à toutes les bourses. A quoi bon publier un livre de ce genre, si ceux à qui il est destiné ne pouvaient en faire l'acquisition?

La seule chose que nous demandions à nos lecteurs, c'est de mettre à profit les conseils que nous leur donnons.

Ils ne tarderont pas à voir que l'auteur de ces lignes est un ami dévoué, dont l'unique ambition consiste à les faire bénéficier des lumières de son expérience.

AVIS

1° On trouve dans le chapitre consacré à l'hygiène le régime que prescrivent au malade, soit les partisans du *Système Raspail*, soit les médecins *homœopathes*.

2° Nous ne recommandons à la fin de ce volume que les produits que nous avons expérimentés nous-mêmes.

MÉDECINE PRATIQUE UNIVERSELLE

ABCÈS

L'abcès, vulgairement appelé *dépôt*, est une agglomération de pus dans une partie du corps. Tout *abcès* a pour cause une inflammation ; mais toute inflammation ne dégénère pas en *abcès*.

Voici quelles sont les diverses variétés d'*abcès* : 1° L'*abcès chaud* ou *phlegmoneux*, dont l'origine est toujours une inflammation aiguë ; 2° L'*abcès froid*, qui survient sans travail inflammatoire, ou succède à une inflammation chronique ; 3° L'*abcès par congestion*, qui provient d'une lésion des os, et se trouve toujours situé loin de l'organe lésé, quoiqu'il en tire son origine ; 4° L'*abcès métastatique*. Ce dernier se développe dans les organes internes.

Les *abcès* sont presque toujours graves. Il importe donc de les soigner à temps. Nous conseillons aux personnes qui en sont atteintes de recourir sans retard au ministère du médecin.

1° Les symptômes qui caractérisent les *abcès phlegmoneux* sont les suivants : Vive inflammation, dans laquelle on observe une tuméfaction plus ou moins forte accompagnée de chaleur. La partie affectée est rouge et douloureuse. Au début, le malade éprouve des frissons et la fièvre se déclare. Il est agité et tourmenté de la soif.

Le pus qui sort de ces *abcès* est *épais*, *crémeux*, d'un *jaune verdâtre*.

2° Les *abcès froids* se développent lentement, et leur début n'est signalé par aucun travail inflammatoire ostensible. Il y a tumeur, engorgement. Mais cette tumeur n'est accompagnée d'aucune souffrance. Les personnes scrofuleuses sont presque les seules qui en soient atteintes. — Cette tumeur passe bientôt à l'état de ramollissement. La peau qui la recouvre s'amincit, devient luisante et violacée. Puis une ouverture se fait et le pus s'en échappe. Ce pus est très-liquide et contient de petits grumeaux blanchâtres, semblables à des parcelles de fromage blanc.

Ce n'est pas sans peine que l'on arrive à la cicatrisation de ce genre d'*abcès*. Souvent il ne se referme que pour se rouvrir sur un autre point.

3° Les *abcès par congestion* sont l'indice d'une maladie interne (tuberculisation, — carie de la colonne vertébrale, des os du bassin, etc., etc.). En ce cas l'*abcès* peut être considéré comme une sorte d'égoût par où s'échappe le produit de ces lésions intérieures, et dont les deux extrémités aboutissent, l'une au siége du mal, et l'autre à l'extérieur. Ces deux points sont quelquefois très-éloignés l'un de l'autre.

On ne peut cicatriser ces *abcès* qu'en guérissant la maladie interne. Leur douleur est uniforme, et le pus qu'ils laissent échapper ressemble à celui des *abcès froids*. Seulement le contact de l'air rend ce pus infect, ce qui n'a pas lieu pour les autres *abcès*.

Afin de ne pas confondre cet *abcès* avec les précédents, voici ce à quoi il faut faire attention : L'*abcès par congestion* augmente de volume assez rapidement, jusqu'à ce que l'épiderme se perfore. De plus, la douleur, que le malade éprouve se fait sentir dans la région où est le siége caché du mal, et non point là où est l'*abcès*.

4° Nous ne nous arrêterons pas à la description détaillée de l'*abcès métastatique* : c'est un épanchement de pus dans divers organes, comme le foie, les poumons, les muscles, le tissu cellulaire, etc. Les causes les plus communes de ce genre d'*abcès* sont : les contusions, les excoriations, les déchirures des tissus, les piqûres faites avec des instruments imprégnés de matières putrides, etc., etc.

Toutes les fois qu'un cas de ce genre se présentera, on devra se hâter de consulter un médecin.

Il y a encore de petits *abcès superficiels*, qui n'ont presque aucune analogie avec les précédents. Ils apparaissent à la suite d'une maladie quelconque, soit au front, soit ailleurs. Ils forment une petite tumeur molle et dépressible. La peau dont ils sont recouverts est d'une teinte bleuâtre. Il faut les ouvrir avec le bistouri, et cela sans hésiter, parce que si l'on ne prenait pas cette précaution, ils pourraient altérer une partie plus considérable de téguments.

TRAITEMENT DES ABCÈS CHAUDS

Médecine ordinaire. — Les médecins allopathes conseillent le traitement que voici :

1° Application de *sangsues*, auxquelles on fait succéder des cataplasmes émollients (de farine de lin, par exemple). On revient aux *sangsues* une deuxième fois, si besoin en est ; on recourt souvent aussi à la saignée du bras. Si ces moyens, que l'on doit employer au début, ne suffisent pas, c'est-à-dire si la suppuration n'a pu être évitée, il faut ouvrir l'*abcès*.

Dans le cas où l'*abcès*, au lieu d'être circonscrit, se présenterait sous la forme d'un gonflement moins saillant et plus étendu, le danger aurait une gravité exceptionnelle. On devrait alors attaquer le mal avec une grande énergie, au moyen des *sangsues* et de la *saignée* : et comme, nonobstant cela, on ne pourra éviter que rarement la suppuration, il importe de recourir de bonne heure au bistouri.

Dans tous les cas, on doit continuer l'application des cataplasmes, jusqu'à ce que la plaie soit bien nettoyée.

Comme on le voit, ici encore la présence du médecin est à peu près indispensable.

La médecine ordinaire conseille d'employer, concurremment avec la saignée, les *onctions* ou *frictions mercurielles*. Nous devons déclarer que cette partie du traitement a, selon nous, de sérieux inconvénients.

Système Raspail. — Le savant chimiste affirme sans hésiter que, pour ce genre de maladie, le bistouri du chirurgien ne peut être remplacé par aucune médication. — Une fois l'opération faite, il veut qu'on lave la plaie à l'eau quadruple, puis à l'huile camphrée ; après quoi on vide de nouveau la poche par la compression.

Cela terminé, on panse la plaie comme s'il s'agissait d'une blessure. En cas de fièvre, Raspail veut que l'on fasse une application d'eau sédative, au moyen de compresses, autour du cou et des poignets. Ce traitement nous semble rationnel.

Système homœopathique. — Les homœopathes prétendent qu'au début de la maladie, on peut amener la résorption de l'*abcès*, en administrant au malade :

Mercurius vivus, 12e dilution.... 7 globules.
Eau .... 120 grammes,

en 7 cuillerées à bouche.

En cas de fièvre et de douleurs brûlantes dans l'*abcès*, on ferait prendre au malade :

Arsenicum album, 10e dilution.. 7 globules.
Eau........................ 120 grammes.

Pour le premier comme pour le second médicament, boire une cuillerée à café de quatre heures en quatre heures.

(*Formulaire pathogénétique usuel*, ou *Guide homœopathique*, par PROST-LACUZON.)

Nota. Quel que soit le système que l'on emploie, lorsque la poche de l'abcès est bien nettoyée, nous conseillons de panser la plaie avec l'*Elixir végétal* des FRÈRES DAUPHINOIS. Ce mode de pansement a le grand avantage de n'irriter jamais, et d'amener une prompte cicatrisation.

TRAITEMENT DES ABCÈS FROIDS

Médecine ordinaire. — Cet abcès réclame des cataplasmes émollients, jusqu'à ce qu'il soit bien détergé. On emploie aussi des cataplasmes maturatifs (par exemple des cataplasmes faits avec de la mie de pain et du lait chaud) pour hâter la suppuration, si elle est inévitable. Il faut, autant que possible, ouvrir l'abcès de bonne heure avec le bistouri.

Système Raspail. — Raspail veut qu'on brûle les plaies avec des compresses d'alcool camphré, trois fois par jour, et avant chaque pansement. — Application de plaques galvaniques, lotions à l'eau de zinc, bains de mer et de sang, etc. (Voir l'*Almanach de la Santé*, à l'article ÉCROUELLES).

Système homœopathique. — Les homœopathes font prendre à leurs malades les remèdes suivants :

Calcarea carbonica, 12e dilution. 7 globules.

Eau........................ 120 grammes.
Sulfur, 30e dilution........... 7 globules.
Eau........................ 120 grammes.

Alterner à la dose d'une cuillerée, matin et soir, si le cas est récent. — Lorsque l'affection est très-ancienne, on donne *calcarea* et *sulfur* à la 100e dilution.

Nous connaissons un curé homœopathe du diocèse de X....., qui a guéri, au moyen de ce traitement, un grand nombre de personnes. Quoique nous n'ayons pas employé nous-même le système homœopathique pour ce genre d'affection, nous n'hésitons pas à le conseiller à ceux de nos lecteurs qui seraient atteints du mal dont nous parlons. L'intervention d'un médecin intelligent ou d'un praticien expérimenté nous semble nécessaire.

TRAITEMENT DES ABCÈS PAR CONGESTION

L'*abcès par congestion* réclame l'intervention du médecin, à cause des suites souvent très-graves et quelquefois mortelles de ce genre de maladie.

ABEILLES (PIQURES D')

Les piqûres d'*abeilles* ne sont point dangereuses, à moins qu'on ait été assailli par un grand nombre de ces insectes.

TRAITEMENT

Dès qu'on a été piqué, il faut retirer l'aiguillon aussi délicatement que possible, et appliquer sur la blessure des compresses d'ammoniaque liquide (alcali volatil). L'eau sédative et l'*Elixir* des Frères Dauphinois produisent le même effet.

Ce dernier remède est préférable aux autres, à cause de son parfum agréable et de la promptitude avec laquelle il triomphe des inflammations les plus violentes.

Il suffit souvent de laver la plaie avec de l'eau fraîche.

Quelques personnes pilent du persil et s'en font un cataplasme dont l'effet paraît être de calmer la douleur.

Le suc de pavot et celui de mauve et de guimauve sont également très-efficaces.

Enfin, l'urine humaine (compresses) et la fiente de vache peuvent remplacer les remèdes que nous venons d'indiquer. Si le second de ces deux médicaments n'est pas toujours à la portée de celui qui en a besoin, il n'est personne qui ne puisse employer le premier.

(Pour les piqûres de guêpe, de scorpion, de vipère, etc., voir ces différents mots.)

ACCOUCHEMENTS

Pour l'*accouchement naturel*, le ministère d'une sage-femme suffit et doit même être préféré. La présence d'un médecin ne devient indispensable que s'il y a complication.

Nous nous bornerons ici à donner des conseils d'hygiène que l'on a coutume de négliger, abandonnant au médecin et à la sage-femme la partie chirurgicale.

Quelle que soit la force de la malade et quelle qu'ait été la facilité de la délivrance, nous lui recommandons instamment de garder le lit au moins pendant huit jours. Elle doit éviter avec le plus grand soin de s'exposer au froid. L'oubli de cette précaution peut avoir des conséquences pires que la mort. On a vu des femmes frappées tout à coup d'aliénation mentale pour avoir négligé de suivre ce conseil.

Elle doit éviter, pendant les deux mois qui suivent sa délivrance, les marches trop longues et trop fatigantes. La plupart des infirmités organiques dont les jeunes femmes sont atteintes n'ont pas d'autre cause que celle-là.

Avis important. — Les femmes molles et inactives se préparent fatalement des couches laborieuses. Un travail modéré, les promenades, le mouvement, sont utiles à la mère et favorables à l'enfant.

Les impressions morales exercent aussi une grande influence sur les suites de la grossesse.

Nous voudrions que les jeunes femmes qui liront notre ouvrage se persuadent, une fois pour toutes, que l'éducation de l'enfant commence dès le sein de la mère. Si elles arrivent à se faire une idée exacte de la mission qui leur est confiée, elles éviteront, soit les accès de colère, soit les écarts d'imagination ; car elles ne doivent pas oublier que chacune de leurs impressions se répercute dans le cœur de l'enfant et y laisse une trace indélébile.

(Voir le mot ALLAITEMENT.)

AGE CRITIQUE

Ce sujet n'entre pas dans le cadre que nous nous sommes tracé. Les personnes qui, à l'approche de l'âge critique, se sentent sérieusement indisposées, feront bien de consulter un praticien habile.

Voici quelques-uns des phénomènes pathologiques auxquels on peut reconnaître la maladie dont nous parlons :

Grande faiblesse, perte d'appétit, oppression, sueurs froides, somnolence habituelle, mais surtout après les repas ; insomnie durant la nuit, agitation nerveuse, chaleur sèche à certaines heures, suivie de frissons ; maux de tête fréquents, pendant la durée desquels on croit voir passer des étincelles devant ses yeux ou une foule de petits moucherons qui voltigent en tournoyant. Le ventre est dur et ballonné. La malade a parfois des douleurs d'entrailles très-vives. Il lui semble qu'une petite boule remonte du ventre vers l'estomac. Palpitations habituelles. Il est rare que tous ces symptômes se trouvent réunis dans le même sujet.

TRAITEMENT PRÉVENTIF

Les personnes qui sont arrivées à cette période de transition feront bien de mener une vie calme et régulière. Elles éviteront les purgatifs irritants, les viandes noires et les boissons excitantes. Elles ne prendront soit thé, soit café, qu'avec modération. Les veilles prolongées, les exercices fatigants et les émotions trop vives leur sont aussi très-nuisibles. L'usage de la chaufferette pourrait leur devenir funeste. Elles doivent néanmoins se tenir en garde contre le froid aux pieds.

Nous leur recommandons instamment de combattre la constipation dont huit fois sur dix elles seront atteintes. (Voir le mot CONSTIPATION.)

Nous leur conseillons enfin de recourir au système homœopathique. Nous l'avons employé souvent et presque toujours avec succès. Nous regardons la médecine ordinaire comme à peu près impuissante contre ce genre de maladie. Elle ne nous a donné, la plupart du temps, que des résultats peu sérieux.

AGONIE

La longueur de l'agonie est très-variable, suivant l'âge, le tempérament du malade et le genre de maladie dont il est atteint. Voici les symptômes que l'on remarque chez la plupart des agonisants :

La face a un aspect cadavéreux, les yeux sont enfoncés, le regard est terne et presque éteint; un amaigrissement rapide se produit; le pouls est petit et fréquent; les narines sont contractées; le malade avale difficilement, même sa salive; le râle et le hoquet arrivent et sont bientôt suivis de la mort.

AIGREURS D'ESTOMAC

(MALADIES D'ESTOMAC)

Cette maladie se présente sous différents aspects et prend diverses dénominations. Le traitement varie suivant les symptômes qui se produisent et le tempérament du malade.

GASTRALGIE. — La *gastralgie* proprement dite atteint surtout les jeunes gens et les femmes. Elle trouble d'une manière plus ou moins grave les fonctions de l'estomac. C'est une névralgie qui a pour siége le principal organe de la digestion.

Le malade éprouve une douleur sourde vers le creux de l'estomac et la région moyenne de l'abdomen. Il a des appétits dépravés et des goûts fantasques. Les évacuations sont rares, dures et noirâtres. Quelquefois il y a diarrhée.

GASTRITE. — La *gastrite* aiguë se manifeste par un dégoût presque absolu pour les aliments. La langue est tantôt blanche, tantôt recouverte d'un enduit jaunâtre. Il y a pesanteur à l'épigastre, ce qui fait que le malade ne supporte qu'avec peine les vêtements serrés à la taille. Gargouillements, nausées, besoin de roter, envies de vomir après les repas, diarrhée peu abondante.

La *gastrite chronique* est accompagnée de sensibilité au creux de l'estomac, et de vomissements alimentaires ou glaireux.

DYSPEPSIE. — C'est une maladie des plus habituelles. Presque toujours elle a pour cause une surabondance de gaz dans les organes de la digestion. Le malade a l'estomac et le ventre ballonnés dès le début de ses repas. La digestion est lente, pénible, mais rarement douloureuse.

TRAITEMENT DE LA GASTRALGIE

Médecine ordinaire. — La médecine ordinaire est souvent impuissante à guérir cette maladie, et cela par la faute du médecin qui ne recourt pas aux moyens énergiques. On prescrit d'habitude des *potions opiacées*, et des lavements auxquels on ajoute quinze ou vingt gouttes de laudanum. On fait aussi boire au malade des infusions de tilleul et de feuilles d'oranger. Dans les moments de crise, on lui applique sur l'estomac et le ventre des linges chauds, dont l'effet est tout au plus de calmer momentanément la douleur.

Voici un traitement que nous avons employé bien des fois et toujours avec le même succès :

Nous appliquions sur l'épigastre un large *vésicatoire* que nous entretenions avec soin. Pendant ce temps, le malade suivait un régime tout à la fois léger et substantiel. Les bouillons au *Tapioca* et à la *Révalescière*, répétés trois ou quatre fois par jour, sont une nourriture excellente que nous conseillons en pareil cas.

Après chaque repas, on prendra, en guise de café, un morceau de sucre sur lequel on aura versé quinze ou vingt gouttes d'*Elixir* des Frères Dauphinois. Nous conseillons également de se frictionner l'estomac, tous les soirs, en se mettant au lit, avec un morceau de drap imbibé de cet excellent produit. Enfin, les distractions, les promenades, les bains froids et les lavements émollients ne seront pas négligés et devront faire partie intégrante du traitement.

Système Raspail. — Selon Raspail, et nous croyons qu'il a raison, une mauvaise alimentation peut produire et produit assez souvent, soit *gastralgies*, soit *gastrites*. En ce cas, dit-il, le régime seul peut amener la guérison du malade.

Ce régime consiste dans la sobriété, la régularité des repas, la bonne qualité des aliments et des boissons, etc. Raspail recommande aussi le repos pendant le premier travail de la digestion, les exercices corporels, quand le ventre est libre, et l'usage de l'aloès (une pincée dans la première cuillerée de potage) au moindre symptôme de constipation.

Nous ne condamnons pas ces conseils qui nous paraissent sages, mais nous les croyons insuffisants.

La *gastralgie* et autres affections de l'estomac peuvent encore, d'après Raspail, être occasionnées par la présence des vers intestinaux.

En ce cas, les partisans de sa méthode prescrivent les

mets épicés et les vins de dessert. On devra, pendant le jour, au moindre malaise que l'on éprouvera, écraser sous la dent gros comme une lentille de camphre. Faire de même en cas d'insomnie.

Nous dirons à nos lecteurs, avec notre impartialité ordinaire, que ce dernier traitement laisse beaucoup à désirer. Dix-neuf fois sur vingt il aggravera le mal au lieu de le guérir. Raspail lui-même avoue que ce régime, en excitant l'appétit, amènera la constipation, qu'il faudra combattre au moyen de l'aloès.

Système homœopathique. — On n'obtient pas, avec l'homœopathie, un résultat aussi prompt qu'avec le genre de traitement que nous avons recommandé au paragraphe : MÉDECINE ORDINAIRE, mais il est aussi sûr. Nous avons recouru aux remèdes homœopathiques toutes les fois que nous avons eu à traiter soit des enfants, soit des femmes. Nous les administrions au malade, en même temps que nous lui appliquions un vésicatoire sur l'épigastre, et cette méthode nous a toujours réussi.

Voici quelles sont les formules données par M. PROST-LACUZON :

Aux personnes brunes, irascibles, sujettes à la constipation, on prescrira :

Nux vomica, 12e dilution. 6 globules.
Eau .... 6 cuillerées à bouche.
Bryonia, 12e dilution.... 6 globules.
Eau .... 6 cuillerées à bouche.

Alterner ces deux remèdes (un jour l'un, un jour l'autre) à la dose d'une cuillerée matin et soir.

Après ces deux médicaments, on prendra :

Carbo vegetabilis, 30e dilution... 6 globules.
Eau .... 6 cuillerées.

Une cuillerée matin et soir.

Dans le cas où le malade éprouverait à l'estomac une grande chaleur accompagnée de frissons, de vomissements et de diarrhée, on lui ferait prendre :

Arsenicum album, 12e dilution 6 globules.
Eau...................... 6 cuillerées à bouche.

Une cuillerée matin et soir.

Nous répétons que le mieux, à notre avis, est d'appliquer un vésicatoire au creux de l'estomac, et d'administrer concurremment les remèdes homœopathiques que nous venons d'indiquer. Nous avons expérimenté ce traitement à diverses reprises, et chaque fois la guérison du malade s'est produite avec une rapidité qui nous a étonné nous-même.

Plantes médicinales. — Prendre une cuillerée de farine d'orge à demie rôtie, la délayer dans un verre de jus de groseilles, et boire le tout le matin, à jeûn. On peut se servir aussi de gelée de groseilles, à défaut de jus. En ce cas, on ajoute un peu de sirop pour délayer plus facilement la farine d'orge. Continuer ce remède pendant quelque temps.

Pour boisson, on prendra de la tisane d'orge, dans laquelle on aura fait infuser de la cannelle.

On évitera de manger des viandes noires et du salé. Ne pas négliger l'usage des bains.

TRAITEMENT DE LA GASTRITE

Médecine ordinaire. — Le traitement est le même que pour la *gastralgie*. Dans le cas où il y aurait des aigreurs, on prendrait de 25 à 70 centigrammes de magnésie dans de l'eau.

Dès qu'on sera parvenu à triompher de l'inflammation, il faudra modifier le régime. On devra alors remplacer la diète par des aliments substantiels : viandes rôties, côtelettes, bon vin, etc. Ne rien exagérer pourtant.

Le traitement par les autres systèmes est le même que celui que nous avons indiqué pour la *gastralgie*.

TRAITEMENT DE LA DYSPEPSIE

On prend très-souvent la *dyspepsie* pour une gastrite bénigne ou une *gastralgie*. De là des erreurs de traitement qui peuvent entraîner de graves conséquences, et cela d'autant mieux que le mal ne subira aucune amélioration. La *dyspepsie* la plus habituelle consiste en une surabondance de gaz dans les organes de la digestion.

Voici le seul remède prompt et efficace que nous connaissions :

Prendre un morceau de charbon de bois, gros comme moitié d'un œuf, le broyer très-fin, et l'avaler au commencement du repas, avec les premières cuillerées de potage (1). — Après avoir mangé, remplacer le café par un morceau de sucre imprégné de notre *Elixir* des FRÈRES DAUPHINOIS.

Trois jours de ce traitement doivent suffire pour arriver à une guérison complète.

Si la *dyspepsie* est névralgique, le traitement que nous avons indiqué à l'article *gastralgie* est celui que l'on doit employer.

La *dyspepsie* acide consiste dans les aigreurs que l'on éprouve au moment de la digestion.

Le malade devra éviter avec soin les substances acides et les substances sucrées. Les aliments hautement épi-

(1) On conseille de préférence le charbon de bois de peuplier. Dans la pratique, nous nous sommes toujours servi du premier charbon venu, et chaque fois nous avons obtenu un excellent résultat. (Voir à la fin de ce volume le chapitre de la *Pharmaceutique*.)

cés suffiront bien souvent pour rétablir les choses dans leur état normal. Employer l'*Elixir des* Frères Dauphinois après chaque repas.

Dans la *dyspepsie* alcaline, les retours de l'estomac ont un goût de sel bien prononcé. Eviter alors les aliments salés et trop épicés.

Dans la *dyspepsie* des liquides, l'estomac ne digère qu'avec peine soit l'eau, soit le vin. Longtemps après le repas, il se produit dans l'estomac une espèce de clapotement, semblable à celui de deux ou trois verres d'eau dans une bouteille que l'on agiterait doucement.

Boire le moins possible. Remplacer l'eau par le vin pur, et suivre un régime substantiel. Usage de notre *Elixir* après chaque repas.

Avis important. — Les personnes atteintes de *gastrite, gastralgie*, etc., doivent éviter de manger les aliments trop chauds. Règle générale : les mets froids se digèrent mieux et sont moins compromettants pour la santé des personnes délicates.

Bouillon pour rétablir l'estomac, après une grande maladie. — Prenez un bon poulet jeune. Coupez-en la tête et les pieds. Mettez-le dans un pot avec un litre et demi d'eau. Faites bouillir jusqu'à réduction d'un quart. Vingt minutes avant de le retirer, jetez dans le bouillon deux dattes, quatre jujubes, une pincée de raisins de Corinthe, et une bonne poignée de cresson de fontaine. Quand le tout aura bouilli un peu plus d'un quart d'heure, passez le bouillon sans exprimer.

En prendre un verre le matin, vers les sept heures, et un autre, trois heures après souper.

(Pour les lésions de l'estomac, voir le mot Cancer.)

ALIÉNATION MENTALE

Les causes de l'*aliénation mentale* sont multiples et souvent peu connues. Pour se faire une idée exacte de ce genre de maladie, il faudrait savoir quelle est la nature des liens qui unissent l'intelligence à la matière.

L'*aliénation mentale* est ordinairement la conséquence de l'épilepsie, de l'ivrognerie, de la misère, de la dépravation morale, de la colère et des excès de travail. Les chagrins, la jalousie, l'ambition, l'orgueil, la politique, la frayeur, etc., peuvent produire aussi le dérangement partiel ou total des facultés intellectuelles. Enfin, cette maladie est parfois héréditaire.

Dès qu'un cas d'*aliénation mentale* se manifeste, les parents du malade doivent se hâter de consulter un médecin, et, si cela est possible, un médecin spécialiste.

On comprend que nous ne donnions ici aucune indication pratique pour la guérison d'une maladie qui exige non-seulement l'intervention des hommes de l'art, mais encore un traitement suivi, dans une maison d'aliénés.

ALIMENTATION

(Voir Hygiène)

ALLAITEMENT

La question de l'*allaitement* est une des plus graves que la médecine ait à examiner.

Principe général. — *La mère doit nourrir son enfant.* Le lait de la mère est l'aliment qui convient le mieux au nouveau-né. Nous ne parlons pas des soins continus dont il a besoin et qu'une mère est seule capable de donner. La femme qui refuse le sein à son enfant s'expose à bien des maladies, telles que : fièvre de lait, péritonite, éruption miliaire, fièvre puerpérale, rhumatisme, etc.

Il est des cas cependant où la mère est incapable de nourrir. Si elle s'obstine, en dépit de son impuissance, à remplir un devoir qui a cessé d'exister pour elle, sa vie et celle de l'enfant sont gravement exposées.

Elle éprouvera d'abord des tiraillements dans la poitrine, au dos et dans l'estomac. Puis elle maigrira d'une manière alarmante, et finira par devenir phthisique, si elle est prédisposée aux maladies de poitrine. L'enfant, de son côté, ne trouvant plus qu'un lait appauvri, peut-être même vicié, deviendra maladif et puisera dans cette alimentation le germe de vices héréditaires dont il sera victime ou qu'il transmettra à son tour.

Il est donc des cas où l'on doit recourir à une nourrice étrangère, à moins que l'on n'aime mieux l'*allaitement* artificiel.

L'enfant nouveau-né peut rester jusqu'à vingt-quatre heures sans teter. La faim ne se manifeste chez lui qu'après l'expulsion du *méconium*. Pour favoriser cette évacuation, on lui donne habituellement de l'eau sucrée tiède. On recourt même au *Sirop de chicorée*. Le premier de ces deux moyens est inoffensif, mais il n'en est pas de même du second. Ce qu'il y a, en pareil cas, de meilleur pour l'enfant, c'est le lait de la mère, qui a une vertu laxative des plus efficaces et n'offre aucun danger.

ALLAITEMENT ÉTRANGER. — Les parents seront très-circonspects dans le choix d'une nourrice. Elle ne doit guère dépasser trente ans. Il faut que son lait soit du même âge, si cela se peut, que celui de la mère.

Voici maintenant pour les qualités physiques : santé parfaite ; ni maigreur, ni trop d'embonpoint ; cheveux bruns ou noirs plutôt que blonds. Au moral : caractère doux, mœurs honnêtes.

Quant au lait, on ne tardera pas à s'apercevoir s'il est bon ou mauvais par l'état de l'enfant.

Dans le cas où l'on ne pourrait donner au nouveau-né qu'un lait de plusieurs mois, on aurait soin de lui faire prendre concurremment des boissons délayantes.

La nourrice évitera tout régime échauffant. Elle aura soin de se livrer chaque jour à un exercice modéré. Le grand air lui sera très-utile.

ALLAITEMENT ARTIFICIEL. — On appelle ainsi un *allaitement* qui ne se fait pas avec du lait de femme.

Le lait qui s'accommode le mieux au tempérament de l'enfant est sans contredit le lait d'ânesse, à cause des éléments qui le constituent.

On a recours généralement au lait de vache. On le fait prendre au moyen d'une cuiller ou d'un biberon. Le biberon est préférable, mais à la condition expresse qu'on apportera le plus grand soin à en assurer la propreté. Le lait de vache doit être coupé par moitié, avec une décoction d'orge ou de gruau. L'eau panée est également très-bonne.

On habitue quelquefois l'enfant à teter une chèvre. Ce mode d'*allaitement* a de grands avantages. Il doit être préféré au biberon. Les chèvres du Thibet sont les meilleures de toutes, à cause de la légèreté de leur lait.

La chèvre ne tarde pas à se prendre d'une belle affection pour l'enfant qu'elle nourrit. Nous en avons vu qui accouraient au moindre cri poussé par leur nourrisson et s'empressaient de lui présenter leur mamelle. Ce lait est excellent lorsque l'enfant est d'un tempérament lymphatique. Dans le cas contraire, il agite et cause de l'insomnie. Donner alors des tisanes rafraîchissantes (orge perlé, riz, chiendent, etc.).

Avec ce mode d'*allaitement*, l'administration des remèdes, en cas de maladie, devient extrêmement facile. On fait prendre à la chèvre les médicaments dont l'enfant a besoin, et le lait ne tarde pas à être modifié dans le sens de l'action que l'on veut produire.

SEVRAGE. — La durée de l'*allaitement* est plus ou moins longue, suivant l'état de santé où se trouve l'enfant. Si le nourrisson a un bon estomac, on peut le sevrer au douzième mois. Donnez-lui tout d'abord une nourriture légère.

La nourrice alors devra prendre quelques précautions pour diminuer progressivement la sécrétion laiteuse. Son régime sera peu substantiel. Il faudra au surplus qu'elle se purge, deux ou trois fois à quelques jours d'intervalle. Boire, pendant trois semaines environ, de la tisane de chiendent.

MALADIES DONT LES NOURRICES SONT PARFOIS ATTEINTES

Nous ne traiterons point ici des affections graves qui atteignent parfois le sein des nourrices. Elles sont presque toutes du domaine de la chirurgie et réclament impérieusement l'intervention des hommes de l'art.

Nous indiquerons seulement quelques remèdes pour les cas les plus ordinaires.

TRAITEMENT PAR LES PLANTES MÉDICINALES

Seins douloureux. — On peut les guérir très-vite en les frottant bien chaudement avec un baume dont voici la composition :

Prendre une orange que l'on perce de plusieurs trous avec un poinçon ; la mettre dans un pot neuf en terre ; remplir le pot d'huile d'olive et faire bouillir le tout, jusqu'à diminution des deux tiers.

Sein tuméfié par le lait qui s'y est grumelé. — Prendre un demi-litre de bon vin, une douzaine de jaunes d'œufs, et un demi-kilog de miel, battre le tout ensemble dans un pot en terre, puis faire bouillir à petit feu, et agiter continuellement pour que le mélange ne s'attache pas au fond. L'ébullition devra durer jusqu'à ce que la préparation soit consistante et forme une espèce de pommade.

On en applique soir et matin une couche assez forte étendue sur du papier gris, des étoupes ou du coton cardé, que l'on a chauffés préalablement.

Lait caillé dans les seins. — Prenez des lentilles bouillies dans la saumure, de la menthe, du lait, de la mie de pain blanc et un jaune d'œuf; faites cuire le tout en consistance de bouillie, et l'appliquez en cataplasmes.

Pour diminuer la quantité du lait. — Faire cuire de la farine de fèves ou de lentilles avec du vinaigre, et s'en servir comme d'une pommade.

Une purgation ou deux suffisent quelquefois pour amener le résultat que l'on désire.

On peut aussi piler du cerfeuil que l'on met sur les seins et sous les aisselles.

Faire fondre du beurre et mêler avec de l'eau-de-vie ; frictionner et mettre du papier gris. Quand le papier est sec, on renouvelle la friction. Ce remède peut aussi remédier à l'inflammation du sein.

Gerçures aux seins. — Au début, la pommade de concombre est quelquefois suffisante pour guérir cette maladie. On peut toujours la prévenir, en faisant, avant l'accouchement, des lotions sur l'extrémité des seins avec du vin tiède ou de l'eau-de-vie, et en évitant qu'ils ne soient déprimés par le corset.

Toutes les fois que la maladie prend un caractère menaçant, le mieux est de recourir au médecin.

AMYGDALES

(Voir Maladies de la Gorge)

On trouvera là les divers détails qui concernent les affections de la gorge.

ANÉVRISME

On appelle *anévrisme* la dilatation anormale soit du cœur, soit des artères. Nous ferons toutefois observer que l'on applique presque toujours cette dénomination à l'hypertrophie ou à l'atrophie du cœur.

L'*hypertrophie du cœur* consiste dans un épaississement des parois de cet organe. L'hypertrophie peut être générale ou limitée, suivant qu'elle s'étend au cœur tout entier ou à une région seulement.

L'hypertrophie, qui a pour caractère une dilatation excentrique du cœur, est appelée par les auteurs *anévrisme actif*. Cette affection donne lieu à de fortes palpitations.

Lorsque l'*anévrisme actif* occupe le ventricule gauche du cœur, les battements sont plus profonds. Le pouls est fort, et la face colorée. Le malade a des étourdissements. Son sommeil est agité et troublé par des rêves fréquents et pénibles. Il crache parfois du sang.

Si le côté droit est affecté, la respiration est difficile.

L'*anévrisme*, lorsqu'il est peu prononcé, n'offre pas un danger bien sérieux. Au contraire, la médecine est impuissante à guérir cette affection, si elle est fortement accusée.

La seule chose que puisse faire la science, c'est de prolonger les jours du malade.

TRAITEMENT

Eviter soigneusement les émotions trop vives, les grandes fatigues et les plaisirs de toute nature. Combattre la constipation au moyen de laxatifs. La sobriété est de rigueur. Les aliments ne doivent pas être épicés.

Le malade se purgera de temps à autre et recourra, si besoin en est, à des applications de sangsues à l'*anus*.

Voir Cœur (Maladies de).

ANGINE

(Voir Maladies de la Gorge)

ANKYLOSE

On appelle *ankylose* l'état d'une articulation qui ne

peut plus se mouvoir. L'*ankylose* n'est pas une maladie, à proprement parler. C'est la conséquence naturelle de divers états morbides qui affectent les os, comme la carie, la tumeur blanche, etc., etc.

La science ne peut rien contre l'*ankylose*.

ANUS (MALADIES DE L')

(HÉMORROÏDES)

Sous ce titre, nous aurions à parler d'un grand nombre de maladies, si nous écrivions pour les savants. Parmi ces maladies, les unes sont incurables et les autres exigent le ministère du médecin.

Il ne sera question ici que des hémorroïdes, non que nous ayons la prétention de guérir ce genre d'infirmité, mais parce que nous croyons utile de donner aux personnes qui en sont atteintes ou menacées, les conseils que nous inspire une longue expérience.

Médecine ordinaire. (TRAITEMENT PRÉVENTIF.) — Lavements, purgations plusieurs fois répétées dans l'espace de trois semaines. (L'huile de ricin nous paraît préférable à toute autre purgation : en prendre 50 ou 60 gr.) Boissons rafraîchissantes ; grands bains froids et bains de siége ; régime doux ; abstention de vins trop généreux et de liqueurs fortes ; n'user de thé et de café qu'avec une extrême modération. (Le mieux est de ne pas en prendre.)

Si, malgré toutes ces précautions, il a été impossible d'enrayer le mal, il faut recourir au médecin.

Système Raspail. — Nous ne croyons pas devoir indiquer ici le traitement que prescrivent d'habitude les partisans du système Raspail. Nous sommes persuadés que les effets en seraient fâcheux plutôt que favorables.

Système homœopathique. — Nous avons obtenu avec l'homœopathie des cures sérieuses. Mais l'emploi de ce genre de remèdes exige des soins particuliers et attentifs qu'on ne peut guère se donner soi-même.

Voici pourtant ce que nous conseillons à ceux de nos lecteurs qui voudraient recourir à ce système :

Nux vomica, 12e dilution 6 globules.
Eau .... 6 cuillerées à bouche.
Sulfur, 12e dilution.... 6 globules.
Eau .... 6 cuillerées à bouche.

Alterner ces deux médicaments (un jour l'un, un jour l'autre). Doses : une cuillerée matin et soir.

Cela fait, se reposer pendant trois jours, et prendre ensuite les deux remèdes que voici, de la même façon que les précédents :

Arsenicum album, 12e dilution 6 globules.
Eau....................... 6 cuillerées à bouche.
Carbo vegetabilis, 12e dilution 6 globules.
Eau....................... 6 cuillerées à bouche.

Revenir aux premiers, après trois nouveaux jours de repos.

Plantes médicinales. — 1° Couper des tiges de *bouillon-blanc*, les faire sécher, les moudre et en prendre trois ou quatre grammes, le matin en se levant, dans un verre de lait.

2° Boire pendant quelques jours, à jeûn, deux cuillerées de jus de mille-feuille.

3° Faire infuser pendant vingt-quatre heures, dans un demi-litre de vin mêlé à un demi-litre d'eau ferrée, deux ou trois petites racines de grande consoude, huit ou dix feuilles de bouillon-blanc, et une forte pincée de sommités d'absinthe, et en boire un bon demi-verre soir et matin, à la distance d'une heure au moins de chaque repas.

Quand les *hémorroïdes* ne veulent pas couler, on peut les ouvrir par une application de sangsues, ou bien au moyen d'un cataplasme de pariétaire que l'on broie avec du sel.

Observation importante. — Ceux qui ont les *hémorroïdes* depuis longtemps ne doivent pas s'en débarrasser. Il y aurait un sérieux danger à le faire; car les *hémorroïdes* détournent souvent d'autres maladies dont la plupart peuvent être mortelles.

En employant les remèdes que nous venons d'indiquer, et en particulier les remèdes homœopathiques, on évitera généralement le péril que nous signalons, ces remèdes ayant pour effet de rétablir l'équilibre du sang, et d'en assurer la circulation normale.

ANTHRAX (CHARBON MALIN)

L'*anthrax* ou *charbon malin*, proprement dit, est une des maladies les plus graves que l'on ait à redouter.

On la prend au contact des animaux ou de leur dépouille; aussi attaque-t-elle surtout les tanneurs, les bouchers, les laboureurs, les bergers, les laveurs de laine, les équarrisseurs, etc.

Voici quels en sont les symptômes :

Tumeur dure, au centre de laquelle on aperçoit des pustules d'une couleur livide dont la base est un noyau presque insensible. Ce noyau ne tarde pas à devenir d'un noir luisant. Il est entouré d'une auréole de couleur rouge. Chaleur brûlante.

L'*anthrax* s'étend rapidement en surface et en profondeur. Quant au noyau, il se ramollit et tombe en putréfaction.

Les forces du malade s'éteignent. Délire et syncopes dès le début de la maladie.

Le malade peut mourir dans l'espace de vingt-quatre heures. Il ne dépasse jamais quatre jours, si la maladie n'est pas enrayée.

PUCE MALIGNE.— La *puce maligne* ou *pustule maligne* ne diffère pas d'une manière très-sensible de l'*anthrax malin*. Cette dernière maladie suppose une infection générale, tandis que la *puce maligne* est une infection locale, dès le principe, et ne devient générale qu'en se développant.

La *puce maligne* n'apparaît que sur les parties du corps qui sont à découvert, tandis que l'*anthrax malin* se montre partout indistinctement.

La tumeur de la *puce maligne*, au lieu d'être noire, est de couleur brune ; elle est grenue, comme de la peau de chagrin, au lieu d'être luisante.

Cette affection est de nature gangréneuse. Elle est toujours produite par l'inoculation d'un virus quelconque. Les bouchers, les éleveurs de bestiaux, les corroyeurs, tous ceux enfin qui sont exposés à toucher des cadavres d'animaux malades peuvent être atteints de cette maladie.

Nous avons connu un fossoyeur qui mourut en vingt-quatre heures d'une égratignure qu'il se fit en creusant une fosse. La piqûre d'une mouche ou d'une guêpe qui a sucé des débris d'animaux peut communiquer la *puce maligne*.

Quelques heures après l'inoculation du virus, on aperçoit au lieu infecté une petite tache rouge parfaitement semblable à la morsure d'une puce. Bientôt la tache s'élève et devient bouton. Ce bouton se couronne d'une petite vésicule. La démangeaison survenant, on ne tarde pas à la déchirer. Peu après le bouton subit une nouvelle modification. Une induration de la grosseur d'un petit pois, et de couleur brune, le remplace. Cette induration est couverte de granulations. La peau devient rougeâtre et enflammée tout autour, des vessies pleines d'eau roussâtre la recouvrent et finissent par former, en se vidant, une croûte brune qui se développe avec rapidité. Le tissu cellulaire est envahi par le virus. La croûte tombe et laisse échapper un liquide de même nuance que celui dont nous venons de parler. La fièvre survient alors, fièvre ardente, accompagnée de vomissements presque toujours précurseurs de la mort.

ANTHRAX BÉNIN. — Cette affection est une tumeur circonscrite qui a pour cause l'inflammation de plusieurs prolongements du tissu cellulaire sous-cutané.

La malpropreté et tout ce qui est de nature à irriter l'épiderme peut faire contracter l'*anthrax bénin*. Mais nous croyons que ce sont là des cas très-rares. Il est dû généralement à un état particulier de l'économie.

L'*anthrax bénin* se montre presque toujours entre les deux épaules et à la partie postérieure du cou.

Cette maladie est d'ordinaire précédée de la fièvre. Un énorme furoncle apparaît ensuite, accompagné de douleur et de chaleur. La peau est luisante et d'un rouge livide. Le malade est dévoré par une soif ardente. Il y a frissons, agitation, diarrhée, vomissements et perte d'appétit. Quelquefois la constipation remplace la diarrhée. *L'anthrax bénin* n'arrive à son complet développement qu'au bout de huit ou dix jours. La tumeur se perce alors de petites ouvertures qui vont s'agrandissant et finissent par se confondre. La croûte gangréneuse tombe, et laisse après elle une plaie large et profonde, dont la cicatrisation est aussi lente que difficile.

Cette maladie n'est pas dangereuse par elle-même ; mais elle peut le devenir. Elle révèle, dans tous les cas, une perturbation dans l'état général de l'économie.

TRAITEMENT DE L'ANTHRAX MALIN ET DE LA PUCE MALIGNE

Quel que soit le système que l'on emploie, le traitement de ces deux affections est absolument le même.

Médecine ordinaire. — Lorsqu'il y a intensité dans les phénomènes inflammatoires, il est utile de pratiquer une saignée. Les purgatifs et les vomitifs nous paraissent aussi bien nécessaires, sauf le cas où la faiblesse du malade ne permettrait pas de les administrer. Il faudrait alors recourir au vin de quinquina et aux tisanes amères et dépuratives.

La nature de la tumeur une fois reconnue, on fait une incision à l'escare (croûte), on enlève les parties gangréneuses et on cautérise avec le fer rouge, ou l'ammoniaque liquide (alcali volatil). Ensuite on panse la plaie avec de la poudre de quinquina ou de l'eau-de-vie camphrée.

Nous conseillons, de préférence à la poudre de quinquina et à l'eau-de-vie camphrée, l'*Elixir* des Frères Dauphinois. Grâce à l'action bienfaisante de ce produit, la plaie sera promptement nettoyée et cicatrisée.

Système Raspail. — Les partisans de ce système appliquent, trois ou quatre fois par jour, sur la tumeur, une compresse imbibée d'alcool camphré, qu'on laisse à demeure pendant dix ou douze minutes. On la recouvre ensuite d'un linge sur lequel on a étendu du cérat camphré, et on lotionne (ou arrose) tout autour avec de l'eau sédative, ou du vinaigre camphré, ce qui est préférable, après qu'on l'a étendu d'eau. On prend du camphre à l'intérieur, on frictionne avec de la pommade camphrée, et on lotionne à l'eau sédative. Boire de la tisane de salsepareille, et brûler du vinaigre dans l'appartement du malade.

Ce traitement, tout rationnel qu'il est, nous semble pécher par insuffisance.

Système homœopathique. — Les homœopathes conseillent les remèdes suivants : *Arsenicum album*, *Belladona*, *Lachesis* et *Silicea*, ainsi administrés :

Arsenicum album, 12e dilution 6 globules.
Eau...................... 6 cuillerées à bouche.

Doses : Une cuillerée toutes les heures durant le jour.

Le soir, on donnera au malade :

Belladona, 12e dilution 6 globules.
Eau................ 6 cuillerées à bouche.

Doses : Une cuillerée toutes les deux heures, jusqu'au lendemain matin.

Continuer ce traitement, s'il y a amélioration au bout de vingt-quatre heures ; sinon faire prendre :

Silicea, 30e dilution.. 6 globules.
Eau.............. 6 cuillerées à bouche.
Lachesis, 30e dilution. 6 globules.
Eau.............. 6 cuillerées à bouche.

Alterner ces deux médicaments. On en donne, toutes les heures, une cuillerée au malade (une fois de l'un, une fois de l'autre.)

Ce traitement peut avoir d'excellents effets, mais à la

condition qu'on ne négligera pas les diverses opérations que prescrit la médecine ordinaire.

APHTHES

(Voir Maladies de la Bouche.)

APOPLEXIE

L'*apoplexie* est un épanchement de sang dans la cavité du crâne.

Cette maladie peut produire une mort instantanée ou entraîner une perte, soit partielle, soit totale, de l'intelligence et du mouvement.

Certains malades ont tout un côté paralysé. Chez d'autres, la paralysie atteint les membres inférieurs. C'est alors dans la moelle épinière qu'est le siége de la maladie.

Nous avons rencontré aussi un certain nombre de cas où les bras seuls étaient paralysés.

Cette maladie *exige impérieusement la présence d'un médecin*, et cela d'autant plus qu'il est facile de la confondre avec d'autres états morbides dont les symptômes sont presque identiquement les mêmes.

Observation importante. — Les hommes gras, obèses, trapus, au tempérament sanguin et dont la tête semble vouloir s'enfoncer dans les épaules, sont tout particulièrement exposés à l'*apoplexie*.

Causes. — En dehors de toute prédisposition naturelle, voici quelles sont ordinairement les causes de cette maladie terrible : Les excès de table (boire et manger), l'abus violent de certains plaisirs, l'opiniâtreté de la constipation, les emportements de la colère, les coups de soleil, une joie extrême et subite, un sentiment de frayeur exagéré, la vie sédentaire, etc.

TRAITEMENT PRÉVENTIF

Il faut, avant tout, ne jamais se départir des lois de la sobriété. Eviter les aliments trop substantiels, le vin pur, les liqueurs fortes et la vie sédentaire. Les hommes de cabinets devront tous les jours faire une promenade fatigante ou se livrer à un exercice violent qui les oblige à transpirer. Le jeu de quilles et le jeu de boules sont ceux que l'on doit préférer. Combattre la constipation avec acharnement. Se purger au commencement de chaque saison.

Plantes médicinales. — Nous recommandons comme préservatif énergique l'*Elixir végétal* des Frères Dauphinois. On en prend sur un morceau de sucre, au moins une fois par jour, après dîner. Grâce à l'action bienfaisante de ce produit, la digestion se fait à merveille et le sang ne cesse point d'être en équilibre. Si on éprouve, soit douleur, soit pesanteur de tête, on peut s'en débarrasser en se frictionnant le front et les tempes avec ce même produit.

Traitement provisoire en attendant le médecin. — Lorsqu'on n'a pas un médecin à sa portée et qu'un temps assez long doit s'écouler entre sa venue et le moment où la maladie s'est déclarée, on devra sans retard appliquer, aux pieds ou aux mollets du malade, deux forts emplâtres de moutarde. Il sera aussi très-utile de lui administrer successivement plusieurs clystères, avec de l'eau dans laquelle on aura fait bouillir une poignée de menthe et une poignée de sauge.

On lui frictionnera le front, les tempes et le cou, avec de l'*Elixir* des Frères Dauphinois, et on lui en fera avaler sur du sucre.

Avec ce seul remède, nous avons guéri, à Paris, en 1872, une paralysie de l'avant-bras, dont aucun traitement n'avait pu triompher. Le malade sur lequel nous avons fait, pour la première fois, et avec un succès étonnant, l'essai de cet *Elixir*, pour ce genre de maladie, est M. Voigné, alors propriétaire du *Restaurant de la Banque*, rue de Valois. Des frictions prolongées sur toute la longueur de l'avant-bras ont rendu à ce membre sa sensibilité, sa souplesse et sa force.

Système homœopathique. — Si le malade est assoupi, s'il a les veines du cou gonflées, les yeux rouges et brillants, la bouche tordue et la langue paralysée, on lui administrera :

Belladona, 12e dilution... 6 globules.
Eau .... 6 cuillerées à bouche.

Une cuillerée toutes les demi-heures.

Quelquefois, le malade a un teint jaunâtre, et la mâchoire inférieure qui pend. Ses jambes sont paralysées, et une salive filante coule de ses lèvres. En ce cas, lui faire prendre :

Nux vomica... 6 globules.
Eau......... 6 cuillerées à bouche.

Une cuillerée toutes les demi-heures.

ASPHYXIE

L'*asphyxie* dont nous avons à nous occuper dans cet article n'est autre chose qu'une mort apparente provenant de la suspension des phénomènes respiratoires.

Cette *asphyxie* peut être le résultat de la *submersion*, de la *strangulation* et d'un trop grand développement d'*acide carbonique* dans l'appartement où l'on se trouve. Il y a encore l'*asphyxie par les fosses d'aisances* et l'*asphyxie par les égoûts*.

Nous ne décrirons pas ici les phénomènes qui précèdent l'*asphyxie*. Cela est parfaitement inutile. Nous nous bornerons à indiquer les divers moyens que l'on peut employer pour rappeler à la vie les personnes dont l'*asphyxie* n'est pas complète.

TRAITEMENT

Asphyxie par submersion. — Il faut commencer par débarrasser le noyé de ses vêtements. On prend ensuite des linges chauds, avec lesquels on le frictionne. On doit le placer de façon à ce que la tête soit un *peu plus* élevée que le reste du corps, et penchée sur le côté, pour que l'eau ingurgitée puisse sortir facilement. — Outre les frictions, qu'il est bon de prolonger le plus possible, on doit exercer des pressions sur la poitrine et sur le ventre, afin d'exciter des mouvements dans les organes de la respiration. — A défaut de sonde, que l'on a coutume d'introduire dans le larynx, et au moyen de laquelle on fait parvenir de l'air jusqu'aux poumons, on ne doit pas hésiter à faire acte de dévouement et à souffler avec force dans la bouche du noyé. On lui mettra sous le nez de l'ammoniaque liquide (alcali volatil). Nous recommandons de ne l'abandonner que lorsqu'il n'y a plus possibilité de douter de sa mort.

Asphyxie par strangulation. — On commencera par couper la corde du pendu. (C'est un préjugé de croire que l'on se compromet en décrochant le corps d'un suicidé.) Comme, le plus souvent, les personnes présentes ne seront point aptes à pratiquer une saignée, il faudra faire prendre au malade un bain de pieds, saturé de moutarde ou de sel de cuisine. L'eau devra être chauffée à la température ordinaire. Recourir aux moyens indiqués plus haut.

Asphyxie par la vapeur de charbon. — Le traitement est le même que pour les autres *asphyxies*. Nous en dirons autant de l'*asphyxie par les fosses d'aisances* et de l'*asphyxie par les égoûts*.

BAILLEMENT, — HOQUET

Les *bâillements* et le *hoquet* proviennent toujours ou presque toujours d'une digestion difficile.

Le meilleur remède est l'emploi de l'*Elixir* des Frères Dauphinois pris sur du sucre.

L'effet produit sera immédiat.

BATTEMENTS

(Voir Anévrisme)

BILE

La *bile* subit des modifications plus ou moins compromettantes pour la santé. Mais jusqu'à présent la médecine ne nous apprend rien ou presque rien à ce sujet. Nous ne pourrions donc faire ici que des considérations parfaitement oiseuses. On trouvera toutes les indications désirables, aux endroits de ce livre où nous traitons des diverses maladies produites ou aggravées par un dérangement de la *bile*. (Voir FOIE.)

BOUCHE (MALADIES DE LA)

Les maladies de la *bouche* sont nombreuses et difficiles à guérir. Les adoucissants ne produisent aucun effet, ils aggravent même le mal assez souvent.

Nous laisserons de côté les termes scientifiques que la médecine emploie pour désigner les différents aspects sous lesquels cette maladie a coutume de se montrer, nous bornant à faire en peu de mots la description de ses divers symptômes.

1° Simple rougeur de la partie intérieure de la bouche, avec enflure et douleur plus ou moins vive ;

2° Parfois, le mal se borne aux gencives, à la face interne des joues, ou au palais ;

3° Pellicules grisâtres et saignantes. Elles ont un caractère ulcéreux. A peine sont-elles tombées que d'autres les remplacent. Les glandes du cou et des mâchoires sont enflées et douloureuses ; l'haleine du malade a une odeur fétide. Fièvre et malaise. Salivation abondante.

Il est encore deux autres maladies de la *bouche*, qui sont très-connues et qui méritent, à cause de cela, une mention spéciale. Nous voulons parler du *muguet* et des *aphthes*.

MUGUET. — Le *muguet* n'atteint guère que les enfants. Il consiste en petites taches de couleur blanchâtre. Grosses au début comme des grains de semoule, elles ne tardent pas à s'étendre. Parfois le mal envahit le tube intestinal. Alors la fièvre se déclare. Il y a diarrhée et vomissements. L'enfant maigrit d'une manière effrayante et s'éteint tout doucement.

Les enfants vigoureux triomphent sans peine du *muguet*. Les enfants rachitiques et maladifs y échappent difficilement, au contraire.

APHTHES. — Différence essentielle entre le *muguet* et les *aphthes* : Le *muguet* ne présente pas d'ulcération, tandis qu'il y en a toujours dans les *aphthes*. Ajoutons que les *aphthes* affectent ordinairement les adultes, ce qui a rarement lieu pour le *muguet*.

TRAITEMENT

Lorsque l'inflammation de la bouche ne sort pas des limites indiquées ci-dessus aux alinéas 1°, 2°, 3°, il suffira, pour obtenir une guérison complète, de se gargariser la bouche, cinq ou six fois par jour, avec l'*Elixir végétal* des FRÈRES DAUPHINOIS, après l'avoir allongé d'eau, dans la proportion d'une moitié. De temps à autre, en faire des applications au moyen d'une petite boule de coton cardé que l'on imbibe de ce produit. (Il doit alors être pur de tout mélange.)

TRAITEMENT DES APHTHES

Médecine ordinaire. — La médecine allopathique se préoccupe assez peu des *aphthes*. Elle prescrit des lotions émollientes et mucilagineuses auxquelles on ajoute cinq ou six gouttes de laudanum. Si ces moyens ne réussissent pas, elle a recours aux préparations astringentes (alun, borax, etc.). Elle conseille enfin de cautériser les parties ulcérées avec du nitrate d'argent.

Système Raspail. — Raspail et ses disciples indiquent un traitement assez compliqué : 1° Toucher les *aphthes*, avec le doigt trempé dans l'alcool camphré ; 2° se gargariser avec l'eau zinguée salée ; 3° suivre le régime hygiénique. — Le reste du traitement nous semble d'une application difficile ou dangereuse. Il est donc inutile que nous en parlions.

Système homœopathique. — Les homœopathes prescrivent les remèdes suivants :

Borax, 12° dilution... 6 globules.
Eau .... 6 cuillerées à bouche.

Doses : Une cuillerée toutes les quatre heures.

Dans le cas où ce remède n'apporterait aucune amélioration, on administrerait de la même manière :

Acidum muriaticum, 6° dilution. 6 globules.
Eau .... 6 cuillerées à bouche.

Enfin, si, après avoir pris ces deux médicaments, la guérison se faisait encore attendre, on aurait recours à :

Arum maculatum, 12° dilution.. 6 globules.
Eau........................ 6 cuillerées à bouche.

Mêmes doses.

Nota. — Nous considérons comme très-important le conseil que donne M. Teste, de toucher les *aphthes*, matin et soir, avec un pinceau trempé dans la mixture suivante : 4 gouttes d'*acide chlorhydrique*, mélangées avec 4 grammes de *miel blanc*.

Plantes médicinales. — Se gargariser la bouche avec l'*Elixir* des Frères Dauphinois allongé d'eau, dans la proportion d'une moitié. Se toucher les *aphthes* de temps en temps au moyen d'un peu de coton cardé ou de charpie que l'on trempe dans l'*Elixir* non mélangé. Boire de la tisane de salsepareille ou de l'eau de goudron.

TRAITEMENT DU MUGUET

Médecine ordinaire. — Dans le cas où le *muguet* aurait pour cause l'allaitement au biberon, il faudrait se hâter de rendre l'enfant au sein d'une nourrice. On devrait ensuite lui faire prendre du lait coupé avec de l'eau d'orge perlé. Si la maladie présentait un caractère évident de gravité, le mieux serait de consulter un médecin, seul apte à faire l'application des remèdes que prescrit la méthode homœopathique.

On pourra commencer toutefois par faire prendre à l'enfant des boissons adoucissantes. On lui appliquera sur le ventre des cataplasmes émollients. On devra aussi ne pas négliger les lavements, dans lesquels on mettra deux gouttes de laudanum. Nous conseillons de confier au pharmacien la préparation de ce médicament.

Système Raspail. — On devra commencer par mettre la nourrice au régime indiqué par le Maître. Puis on touchera les *aphthes* très-fréquemment avec de la charpie trempée dans l'alcool camphré étendu de dix fois son volume d'eau, ou bien dans l'eau salée zinguée. Une cuillerée de sirop de chicorée toutes les vingt-quatre heures. Usage de la cigarette de camphre.

Système homœopathique. — Souvent l'*arum maculatum*, administré comme pour les *aphthes*, amène une prompte guérison. Si l'action de ce remède se faisait trop attendre, on donnerait :

Cinabaris, 12e ou 30e dilution.. 6 globules.
Eau .... 6 cuillerées à bouche.

Doses : Une cuillerée à café toutes les trois heures.

Dans le cas où il y aurait diarrhée et vomissements,

ou seulement l'un de ces deux symptômes, il faudrait recourir sans retard à :

Mercurius solubilis, 12ᵉ dilution. 6 globules.
Eau .... 6 cuillerées à bouche.

Doses : Une cuillerée à café toutes les deux heures.

Après ce remède, donner :

China, 12ᵉ dilution .. 6 globules.
Eau................ 6 cuillerées à bouche.

Doses : Trois cuillerées à bouche par jour.

M. Prost-Lacuzon, dont nous sommes heureux de recommander le *Formulaire* à nos lecteurs, conseille de faire prendre d'abord *cinabaris*, persuadé que ce médicament est d'une efficacité presque certaine.

Plantes médicinales. — Même traitement que pour les *aphthes*.

BOUTONS

(Voir Furoncles)

BRONCHITE

La *bronchite* est une inflammation plus ou moins violente de la membrane muqueuse des bronches. On désigne cette maladie sous les noms vulgaires de *rhume* et de *catarrhe*.

Au début de la *bronchite* il y a malaise, frissons, perte d'appétit, maux de tête et fièvre plus ou moins intense. Les yeux sont larmoyants.

La *bronchite aiguë* commence toujours par le rhume

de cerveau. La toux est d'abord sèche et douloureuse. La poitrine résonne comme le ferait un corps caverneux. Les quintes prennent le malade plus particulièrement le soir et le matin.

Ce n'est qu'au bout de quelques jours qu'il peut cracher. Ne pas s'inquiéter des douleurs qu'il éprouve de chaque côté, au bas de la poitrine : elles sont produites par les efforts qu'occasionne la toux.

La cause ordinaire de la *bronchite* est dans l'action du froid sur le corps quand on est en sueur. Chez certaines personnes elle survient sans cause apparente, grâce à l'extrême irritabilité de leur poitrine.

La *bronchite* peut être aiguë, bénigne, chronique ou capillaire.

TRAITEMENT DE LA BRONCHITE NON CAPILLAIRE

Médecine ordinaire. — Quelques médecins pratiquent la saignée. On applique ensuite sur la poitrine des cataplasmes de farine de lin ou autres du même genre, en ayant soin de veiller à ce qu'ils ne se refroidissent pas. Ne pas négliger, pendant ce temps-là, les infusions de mauve, de coquelicot, de sureau, de violette, etc. Aux vieillards on donne quelquefois soit une purgation, soit un vomitif. On peut aussi faire avorter la *bronchite* ou en hâter la guérison au moyen d'un vésicatoire entre les épaules ou sur la poitrine.

Si le rhume est léger et le sujet enrhumé *robuste*, le mieux, au début du mal, est de lui administrer un bon vin chaud ou un punch.

Système Raspail. — Les partisans de ce système prescrivent les cataplasmes aloétiques, fortement arrosés d'eau sédative (ce qui produit un effet presque semblable à celui du vésicatoire), les frictions à la pommade camphrée, sur le dos et la poitrine, les infusions de bourrache, les lavements camphrés et vermifuges, les purgations (huile de ricin), les applications d'alcool camphré, au moyen d'un linge, sur la région d'où partent les crachats ; la cigarette camphrée, les chemises de flanelle et les plastrons ouatés.

Ce traitement, que nous ne blâmons pas d'ailleurs, nous semble d'une complication presque ennuyeuse.

Système homœopathique. — Si on a affaire à un malade au tempérament fort et sujet à la constipation, on donnera :

Bryonia, 6e dilution.... 6 globules.
Eau.................. 6 cuillerées à bouche.

Doses : Une cuillerée toutes les deux heures.

Dès qu'un mieux se manifestera, on fera prendre :

Coralia, 12e dilution.... 6 globules.
Eau.................. 6 cuillerées à bouche.

Doses : Une cuillerée toutes les quatre heures.

Si le malade est délicat, il faudra lui administrer :

Calcaria carbonica, 6e dilution 6 globules.
Eau...................... 6 cuillerées à bouche.
Sulfur, 6e dilution......... 6 globules.
Eau...................... 6 cuillerées à bouche.

Doses : Une cuillerée toutes les trois heures, un jour de *calcaria* et un jour de *sulfur*, jusqu'à guérison à peu près complète.

M. Prost-Lacuzon recommande, pour les *bronchites chroniques* :

Allium sativum, 12e dilution. 6 globules.
Eau...................... 6 cuillerées à bouche.

Doses : Une cuillerée tous les matins.

Plantes médicinales. — 1o Prenez une poignée de feuilles de ronces ; faites-les cuire dans de l'eau, et passez à travers un linge. Ajoutez assez de sucre pour adoucir convenablement, et faites bouillir encore pendant quelques minutes. Prendre de ce sirop une cuillerée à bouche toutes les demi-heures.

2° Faites bouillir dans un demi-litre d'eau une bonne pincée de fleurs de coquelicot, une poignée d'orge bien lavée, deux ou trois racines de guimauve, et douze ou quinze feuilles de lierre terrestre. Quand l'eau sera diminuée d'un demi-quart, retirez et sucrez, après avoir passé à travers un linge. En boire un verre toutes les heures.

3° Faites bouillir dans un demi-litre d'eau une forte pincée de menthe, autant de sauge et de lierre terrestre, de la gomme de cerisier, gros comme un œuf de pigeon, et sucrez. On en boit un verre à bordeaux toutes les heures.

4° On peut apaiser la toux au moyen de la préparation suivante : Prendre trois têtes d'ail, les piler avec de la graisse de porc, de manière à en faire une pommade. Le soir, avant de se coucher, on s'en frictionne la plante des pieds devant le feu, et, lorsqu'on est au lit, entre les deux épaules.

5° Pour se débarrasser de l'enrouement qui accompagne quelquefois le rhume, on fait bouillir dans un demi-litre d'eau une poignée de menthe et on prend un bon verre, matin et soir, de cette tisane, après l'avoir sucrée.

Observation importante. — Si c'est un enfant que l'on a à traiter, le système homœopathique est de beaucoup préférable aux autres. Il en est de même pour les femmes à tempérament délicat.

On peut encore, dans ces deux derniers cas, se servir avec avantage des plantes médicinales.

SECONDE OBSERVATION. — Quand le *catarrhe* atteint les ramifications capillaires des bronches, il prend le nom de *bronchite capillaire*. Il envahit parfois les vésicules pulmonaires : c'est alors la *pneumonie*. Il devient *suffocant* lorsque le malade n'a plus assez de force pour rejeter les mucosités qui obstruent les bronches.

TRAITEMENT

Médecine ordinaire. — Si le malade atteint d'une *bronchite capillaire* ou d'une *pneumonie* est tout à la fois d'un âge peu avancé et d'un tempérament fort, on commence par le saigner. (Nous préférons le vésicatoire à la saignée. L'appliquer sur la poitrine ou entre les deux épaules.)

On fait prendre ensuite au malade une purgation. Si la difficulté de respirer était par trop grande, un vomitif deviendrait nécessaire ; il faudrait alors consulter un médecin. — Infusion de bourgeons de sapin, de sureau, de tilleul, etc.

Pour les vieillards, on peut suivre le même traitement. La saignée seule devra être écartée. De plus, on leur donnera des toniques, afin de réparer leurs forces.

BRULURES

Les *brûlures* peuvent être causées par le feu, les acides, les caustiques et les alcalis.

La profondeur des *brûlures* est très-variable. Le traitement doit être modifié suivant la gravité du mal.

Il y a six degrés de *brûlure* : *1er degré :* rougeur à la peau, accompagnée d'une douleur assez vive. — *2e degré :*

l'épiderme est soulevé et forme des ampoules. — 3e *degré :* la peau est atteinte dans une épaisseur considérable. — 4e *degré :* la peau est détruite dans toute son épaisseur. — 5e *degré :* le tissu cellulaire est attaqué, ainsi que les muscles. — 6e *degré :* tissus et os, tout est brûlé ; c'est la carbonisation.

TRAITEMENT

Médecine ordinaire. — Quand il s'agit d'une *brûlure* au 1er *degré*, on plonge simplement la partie brûlée dans de l'eau froide. Quelques médecins conseillent des applications de pommes de terre râpées. — Pour le 2e *degré*, après avoir crevé les ampoules, on panse la plaie avec un linge fin, enduit de cérat. Arroser la *brûlure*, à chaque pansement, avec de l'eau blanche. — Pour le 3e *degré*, on applique sur le mal des cataplasmes de farine de lin, pour faciliter la chute de l'escarre ou croûte formée par les chairs mortifiées. Ensuite, on prend un linge fin que l'on enduit de cérat, après l'avoir percé de petites ouvertures ; on l'applique sur la plaie, et on met dessus une couche de charpie qui absorbe le pus et facilite la suppuration. Le pansement sera renouvelé deux fois par jour. La *brûlure* au 3e *degré* peut amener des complications assez graves. Une saignée est quelquefois nécessaire. Le malade gardera la diète, prendra des tisanes rafraîchissantes et des lavements laxatifs. — Pour le 4e et le 5e *degré*, le traitement est le même que celui que nous venons d'indiquer.

Observation. — A chaque pansement, nous conseillons d'arroser largement la plaie avec l'*Elixir* des Frères Dauphinois, après l'avoir allongé d'eau dans la proportion d'une moitié. On ne tardera pas à s'apercevoir des résultats merveilleux opérés par l'emploi de cette composition.

Système Raspail. — Si la *brûlure* est produite par les alcalis, Raspail conseille de laver la plaie à grande eau acidulée avec du vinaigre ; si elle est produite par les acides, on se sert d'eau alcalisée avec de la cendre de bois. Pour tout le reste, même traitement que si la *brûlure* était le résultat du feu.

Quand la *brûlure* est profonde, on saupoudre la plaie avec de la poudre de camphre sur laquelle on applique de la charpie enduite de pommade camphrée. Le pansement doit être renouvelé deux fois par jour (le matin et le soir).

Si la *brûlure* par le feu est légère, on devra la laver tout d'abord avec de l'eau salée tiède. On applique ensuite une compresse enduite de cérat camphré.

Système homœopathique. — M. Prost-Lacuzon affirme avoir obtenu les meilleurs résultats de l'emploi de ce système. Nous allons donc indiquer ici le traitement qu'il conseille d'après le docteur Teste.

Si la *brûlure* est légère, donner :

Rhus toxidodendron, 6e dilution..	7 globules.
Eau	90 grammes,

ou 7 cuillerées.

Doses : Une cuillerée toutes les quatre heures. Pour les enfants, une cuillerée à café suffit.

Laisser l'air circuler librement sur la partie malade.

Quand la *brûlure* est grave, on fait prendre aux parties atteintes, pendant deux heures au moins, un bain chauffé à trente-quatre degrés, dont voici la composition :

Prenez cinq litres d'eau, par exemple, vingt cuillerées d'eau-de-vie, ou autant de fois quatre cuillerées qu'il y a de litres d'eau chaude, et quinze grammes de chaux vive par litre. Dès que la chaux cesse de bouillir et s'éteint, mettez dans le bain la partie brûlée.

Après le bain, donnez :

Rhus toxidodendron, 6e dilution.. 6 globules.
Eau .... 90 grammes,
ou 7 cuillerées.

Doses : Une cuillerée d'heure en d'heure.

Lorsque la *brûlure* s'étend jusqu'au tissu cellulaire, on prend tout de suite :

Rhus toxidodendron, 6e dilution.. 7 globules.
Eau .... 90 grammes,
ou 7 cuillerées.
Arnica, 6e dilution............. 7 globules.
Eau .... 90 grammes,
ou 7 cuillerées.

Prendre ces deux remèdes, deux jours de l'un, deux jours de l'autre, à la dose d'une cuillerée toutes les deux heures, et continuer ainsi jusqu'à guérison.

Appliquer soir et matin sur la *brûlure*, pendant une demi-heure environ, des compresses trempées dans les deux compositions que voici, savoir :

Pendant qu'on prendra *rhus* à l'intérieur :

Eau tiède, un demi-litre.
Rhus (teinture mère), 16 gouttes.

Pendant qu'on prendra *arnica* :

Eau tiède, un demi-litre.
Arnica (teinture mère), 16 gouttes.

Si la cicatrisation se faisait trop attendre, on prendrait :

Sulfur, 12e dilution.. 6 globules.
Eau .... 6 cuillerées.

Dans le cas où il y aurait délire, on aurait soin de donner :

Belladona, 12e dilution . . . 6 globules.
Eau.................... 90 grammes,
ou 7 cuillerées.

Le délire cessant, on reviendra à *rhus*.

Laisser la *brûlure* à découvert, et éviter toute application.

Nous n'avons jamais expérimenté les remèdes homœopathiques pour la guérison des *brûlures*. Mais nous nous en rapportons volontiers aux affirmations du savant praticien que nous venons de résumer.

CALVITIE

(Voir Cheveux)

CANAL INTESTINAL

(Voir Intestins)

CANCER

Le *cancer*, ou *squirrhe*, est une tumeur qui se développe dans les diverses régions de l'estomac. Les symptômes de cette maladie ne diffèrent pas, dès le principe, de ceux de la gastrite. Vers la dernière période seulement, il est possible d'en constater l'existence d'une manière, sinon certaine, au moins très-probable. Les vomissements sont couleur café, le teint du malade est d'un jaune pâle, et l'on peut distinguer à l'auscultation la tumeur épigastrique. Cette maladie étant incurable, il nous semble parfaitement oiseux d'indiquer à nos lecteurs un traitement quelconque.

Nous parlerons seulement du *cancer* des lèvres et du *cancer* du sein.

1° Le *cancer* des lèvres est une tumeur qui ne tarde pas à se transformer en ulcération. Les fumeurs surtout sont exposés à ce genre de maladie, à cause de la pression que le tuyau de la pipe exerce sur la lèvre inférieure.

2° Le *cancer* du sein est une tumeur qui apparaît tout d'abord sous forme de petite glande douloureuse. Elle se développe assez rapidement.

TRAITEMENT

Le *cancer* est du domaine de la chirurgie. Quelques médecins ont la prétention de le guérir au moyen de pommades fondantes ou autres. Nous ignorons s'il en est parmi eux qui aient obtenu les résultats dont ils nous parlent, résultats merveilleux que nous n'avons pu constater jusqu'à présent.

M. Prost-Lacuzon rapporte un cas de guérison que nous sommes heureux de signaler à l'honneur du système homœopathique. Il s'agissait d'un *cancer* de la lèvre inférieure. Au bout d'un mois de traitement, le mal avait disparu pour ne plus revenir.

En 1865, nous avons guéri nous-même, au moyen de l'homœopathie, d'une glande de mauvaise nature, une personne à laquelle quatre médecins avaient successivement conseillé une opération chirurgicale. Notre malade se porte à merveille et n'a plus ressenti depuis la moindre atteinte de son mal.

Nous citons ces faits à titre de renseignements, afin que l'on essaie de l'homœopathie. Nos lecteurs et nos lectrices peuvent recourir à ce genre de médicaments avec d'autant plus de sûreté, que les autres systèmes se déclarent impuissants et invoquent, comme indispensable, le secours de la chirurgie.

CARIE

La *carie* est une ulcération des os. Cette affection est toujours extrêmement grave, à moins qu'il ne s'agisse des dents. Il est indispensable de consulter un médecin éclairé, lorsqu'on en est atteint. Les détails que nous pourrions donner ici seraient donc sans utilité pour nos lecteurs.

(*Carie des dents*. Voir DENTS.)

CARREAU

Le *carreau* est une affection qui n'atteint guère que les petits enfants. Passé la douzième année, ils sont à peu près sûrs d'échapper à cet état morbide, qui est la conséquence ordinaire d'un tempérament scrofuleux.

Au début de la maladie, il y a trouble dans les fonctions digestives, bien que l'appétit reste parfois le même. La constipation et la diarrhée se succèdent souvent à quelques jours de distance. Le ventre est dur et ballonné. On distingue, vers le nombril et dans la région des flancs, des tumeurs plus ou moins fortes. Les jambes et les cuisses du malade maigrissent d'une manière effrayante; les bras deviennent étiques. Puis arrivent la fièvre et la mort.

TRAITEMENT

Médecine ordinaire. — Il faut tout d'abord changer le régime de l'enfant, et remplacer les choux, les haricots, les pommes de terre et autres légumes par des aliments substantiels. Ensuite on lui fait prendre des pilules ferrugineuses, ou simplement de l'eau ferrée, de l'huile de foie de morue, du café de glands, des bains d'eau salée.

S'il s'agissait d'une inflammation du mésentère, il n'y aurait ni fièvre intense, ni amaigrissement des extrémités. On aurait alors recours aux tisanes adoucissantes et aux lavements calmants. La diète produirait dans ce cas d'excellents effets.

Lorsque l'inflammation est violente et accompagnée de douleurs vives, il faut appliquer sans hésiter cinq ou six sangsues.

Système Raspail. — Appliquer sur le ventre de l'enfant des compresses d'eau sédative, alternées avec des cataplasmes vermifuges. Frictions à la pommade camphrée. Tisane de salsepareille. Lavements vermifuges. Raspail conseille de faire boire au malade, chaque matin, du lait dans lequel auront bouilli trois gousses d'ail.

Système homœopathique. — Les remèdes suivants nous semblent devoir suffire :

Arsenicum album, 6e dilution.	6 globules.
Eau	6 cuillerées à bouche.
Sulfur, 6e dilution.........	6 globules.
Eau	6 cuillerées à bouche.

Alterner (un jour l'un, un jour l'autre).

Doses : Une cuillerée à café toutes les deux heures.

Après que ces deux potions seront achevées, les

laisser agir pendant quatre jours; puis faire prendre :

Calcarea carbonica, 6e dilution 6 globules.

Eau. . . . . 6 cuillerées à bouche.

Doses : Une cuillerée à café toutes les deux heures. Cette potion achevée, la laisser agir pendant quatre jours, à l'expiration desquels on recommencera les deux premiers remèdes.

CAUCHEMAR

Le *cauchemar* est la conséquence habituelle d'une digestion mal faite. On éprouve comme un sentiment de pression au creux de l'estomac. Grâce à l'influence des organes intérieurs sur le cerveau, on est en proie aux rêves les plus effrayants. Il en est qui se croient poursuivis par une bête féroce et tentent vainement de fuir. Les autres s'imaginent être au bord d'un abîme vers lequel les entraîne une force mystérieuse. Le *cauchemar* n'est pas sans danger. La cause du *cauchemar* étant connue, il est facile de la faire disparaître.

TRAITEMENT

Tous les soirs, après dîner et au moment de se mettre au lit, prendre un ou deux morceaux de sucre imbibés d'*Elixir* des Frères Dauphinois. Grâce à cette précaution, les fonctions de l'estomac se feront très-bien et le sommeil sera aussi calme que possible. Au besoin, se frictionner l'épigastre avec le même produit.

CERVEAU

Les maladies du *cerveau* sont traitées en leurs lieux et sous des noms divers. Il en est de même des affections du CERVELET.

CHANCRE

Il est des personnes qui confondent le *chancre* avec le *cancer*. Nous les renvoyons à ce dernier mot.

CHARBON

Nous avons traité cette question aux mots ANTHRAX et PUCE MALIGNE.

CHEVEUX

Les *cheveux* ne sont sujets à aucune maladie, mais ils ne laissent pas que de subir des modifications radicales, par l'effet d'un état anormal du cuir chevelu.

Beaucoup de personnes perdent leurs *cheveux* dans un âge peu avancé. La chute des *cheveux* est quelquefois le résultat d'une maladie aiguë. En ce cas, il ne faut pas s'en préoccuper. A mesure que les forces du malade reviennent et que le cuir chevelu reprend sa vitalité, les *cheveux* repoussent avec une nouvelle vigueur.

Il n'en serait pas de même si cette chute avait pour cause une irritation du cuir chevelu provenant d'affections dartreuses. L'abus du travail intellectuel et de certains plaisirs est une cause assez commune de calvitie. Il est alors difficile de redonner aux *cheveux* leur ancienne vitalité. Lorsque cet état morbide du cuir chevelu vient d'une cause inconnue, il y a peu d'espoir que l'on puisse y remédier. C'est en vain que l'on emploiera les diverses pommades que le charlatanisme préconise dans les journaux. Ces préparations ne sont pas seulement impuissantes à faire repousser les *cheveux*, mais, huit fois sur neuf, elles provoquent une inflammation du cuir chevelu et aggravent le mal de la façon la plus irrémédiable.

TRAITEMENT

Si les *cheveux* tombent à la suite d'une maladie aiguë, on commencera par les couper très-près, et cela plusieurs fois dans l'espace d'un mois ou deux. On pourra ensuite se servir de diverses pommades que l'on fera soi-même ou que l'on fera faire par le pharmacien.

M. le docteur Valtier, dans son *Médecin des Ménages*, donne la formule suivante. Nous pouvons recommander cette préparation avec d'autant plus d'assurance que nous en connaissons l'efficacité.

Extrait de quinquina........	2 grammes.
Huile de roses..............	10 grammes.
Huile de bergamote..........	40 centigrammes.
Moelle de bœuf..............	15 grammes.
Baume du Pérou..............	2 grammes.

On s'en sert comme on se servirait de toute autre pommade.

Les femmes auront soin de se coiffer avec la plus grande précaution. Très-souvent leurs cheveux ne tombent que parce qu'elles tirent dessus et en ébranlent ainsi la racine. Elles devront changer la place de la raie une fois tous les quinze jours au moins.

L'usage des *chignons* n'est pas non plus sans inconvénient.

Nous conseillons aux personnes qui ont des pellicules de se laver la tête de temps à autre avec l'*Elixir* des Frères Dauphinois, après l'avoir allongé d'eau dans la proportion d'un tiers.

Cette préparation est fortifiante de sa nature et n'a rien d'irritant. Elle fera disparaître, au contraire, et cela très-rapidement, n'importe quelle inflammation du cuir chevelu, cette inflammation fût-elle violente.

Si la chute des *cheveux* provient d'un état de faiblesse générale, suivez un régime fortifiant.

Dans le cas où la sécheresse momentanée du cuir chevelu serait la cause certaine de la calvitie, on pourrait se servir avec succès soit de pommades adoucissantes, soit d'huiles parfumées.

CHUTE

Pour la *chute* de la luette, du rectum et de la matrice, consulter un médecin. Vouloir traiter soi-même ces maladies, c'est s'exposer à n'en guérir jamais.

CLOU

Voir Furoncle

CŒUR

Nous avons déjà traité, au mot Anévrisme, de plusieurs maladies du *cœur*. Qu'on veuille bien se reporter à ce mot.

Ici nous nous bornerons à parler de l'inflammation de la membrane interne du *cœur*, des *palpitations*, et de la *péricardite*.

Les autres affections de cet organe échappent à peu près complètement à l'action de la médecine qui est obligée d'avouer son impuissance.

1° L'inflammation de la membrane interne du *cœur* se reconnaît aux symptômes suivants : Douleur sourde et continue dans la région du *cœur* ; palpitations fréquentes ; en appliquant l'oreille sur le côté du malade, on entend d'une manière assez distincte un bruit qui ressemble tantôt à celui d'une scie et tantôt à celui d'un soufflet. Le pouls est accéléré. Il survient presque toujours de l'hydropisie. Quelquefois cette maladie se complique d'une *péricardite*, ce qui augmente sérieusement le danger.

2° Les *palpitations* du *cœur* sont dues à des causes diverses, qu'il faut connaître, si on veut prescrire un traitement rationnel et pouvant amener des résultats satisfaisants.

Ces *palpitations* peuvent être nerveuses.

Il est des cas où elles ont pour cause une trop grande pauvreté du sang, et d'autres cas où il faut les attribuer à un excès de vitalité.

3° La *péricardite* est l'inflammation de l'enveloppe fibro-séreuse du *cœur*.

4° L'*hydropéricarde* est l'hydropisie du *cœur*, comme le mot l'indique.

Dès le début de la *péricardite*, il y a frisson. Le malade ressent une douleur aiguë, lancinante, dans la région du *cœur*. Palpitations fortes et précipitées, oppression, accès de fièvre.

La *péricardite* aiguë survient parfois d'une manière brusque. Souvent aussi elle se développe lentement.

La *péricardite* chronique offre les mêmes symptômes que la *péricardite* aiguë. Seulement les souffrances du malade sont moins violentes.

TRAITEMENT DE L'INFLAMMATION DE LA MEMBRANE INTERNE DU CŒUR

Médecine ordinaire. — On applique dans la région du cœur un certain nombre de sangsues (vingt-cinq ou trente). Moutarde à la plante des pieds, deux ou trois purgations successives, à l'huile de ricin (cinquante grammes). Dès que le mieux se dessine d'une manière sensible, on met sur le *cœur* un large vésicatoire que l'on entretient. Le régime doit être aussi doux que possible.

TRAITEMENT DES PALPITATIONS

Médecine ordinaire. — La médecine allopathique est à peu près impuissante à guérir les *palpitations nerveuses*. L'homœopathie et les plantes médicinales ont, pour ce genre de maladie, une efficacité presque certaine. Nous conseillons donc d'y recourir.

Les *palpitations* qui proviennent de la surabondance du sang cèdent à une application de sangsues soit sur le *cœur*, soit à l'*anus*. Si elles sont dues, au contraire, à un excès d'humeurs, il faut recourir à deux ou trois purgations successives (huile de ricin, 30 grammes).

Quand les *palpitations* ont pour cause l'anémie, ou pauvreté du sang, il faut faire prendre au malade de l'eau ferrée, et le soumettre à un régime fortifiant.

Système homœopathique. — Nous nous sommes souvent borné à administrer *aconitum*, ce qui a suffi pour opérer une cure complète. La plupart des médecins homœopathes, néanmoins, font prendre successivement *aconitum* et *pulsatilla*.

Aconitum, 6e ou 12e dilution. 6 globules.
Eau...................... 6 cuillerées à bouche.
Pulsatilla, 6e ou 12e dilution. 6 globules.
Eau...................... 6 cuillerées à bouche.

Un jour l'un, un jour l'autre.

Doses : Une cuillerée matin et soir.

Si le malade n'éprouvait aucun mieux, ce qui sera toujours très-rare, et s'il avait un tempérament lymphatique (cheveux blonds, yeux bleus), on donnerait :

Phosphorus, 12e dilution 6 globules.
Eau.................. 6 cuillerées à bouche.

Doses : Une cuillerée matin et soir.

On pourrait aussi essayer :

Arsenicum album, 30e dilution. 6 globules.
Eau...................... 6 cuillerées à bouche.

Doses : Une cuillerée matin et soir.

Plantes médicinales. — 1° Faites bouillir dans du vin, pendant une demi-minute, de la menthe, de la sauge, de l'absinthe, de chacune une forte pincée. Ajoutez-y quinze clous de girofle. Sucrez le vin et buvez-en toutes les deux heures une cuillerée à bouche, et appliquez le résidu, en cataplasmes, sur le *cœur*.

2° Mettez, dans un petit sac en toile, une poignée de

mélisse et autant de feuilles de bourrache, que vous trempez dans du vinaigre et que vous vous appliquez ensuite sur la région du cœur.

TRAITEMENT DE LA PÉRICARDITE

Médecine ordinaire. — Le traitement de la *péricardite* ne diffère pas essentiellement de celui de l'*endocardite* : sangsues, moutarde, purgations, vésicatoire, boissons délayantes (tisane d'orge perlé, de chiendent, etc.)

Garder la diète. Nous conseillons aussi, comme boissons, surtout quand il s'agit de la *péricardite* chronique, l'eau de goudron.

Frictions sur la région du *cœur* avec l'*Elixir* des FRÈRES DAUPHINOIS. En prendre de temps à autre sur un morceau de sucre.

NOTA. — Pour l'*hydropéricarde*, se reporter au mot HYDROPISIE.

COLIQUES

Nous avons parlé des *coliques* d'estomac à l'article GASTRALGIE. Il ne s'agira donc ici que de l'*entéralgie* ou *colique intestinale*.

Cette *colique* est facilement reconnaissable aux symptômes suivants : Douleur insupportable dans toute la région du ventre. Le malade sent le besoin de se plier en deux, s'imaginant que la souffrance sera diminuée par cette compression des intestins. La figure est altérée, les extrémités sont froides et le corps est couvert d'une sueur abondante. Gargouillements, et évacuations venteuses par le bas.

TRAITEMENT

Médecine ordinaire. — On administre tout d'abord au malade des lavements calmants (eau de mauve, eau de graine de lin, eau de pavot, etc.). Ensuite, on lui fait sur le ventre des applications de cataplasmes. Dans le cas où la *colique intestinale* proviendrait d'une inflammation, il faudrait recourir aux sangsues. (Les mettre de préférence à l'*anus*.)

Ce traitement restera plus d'une fois sans résultat.

Système Raspail. — Les disciples de Raspail veulent que, dès le début, on fasse prendre au malade de l'huile de ricin (cinquante grammes environ). Puis viennent les lavements et les cataplasmes vermifuges, les lotions à l'eau sédative et les frictions à la pommade camphrée.

Système homœopathique. — Commencer par les deux remèdes suivants :

Aconitum, 6e dilution... 6 globules.
Eau.................... 6 cuillerées à bouche.
Belladona............... 6 globules.
Eau.................... 6 cuillerées à bouche.

Alterner ces deux médicaments, à la dose d'une cuillerée toutes les heures.

Immédiatement après, administrer :

Nux vomica, 6e dilution. 6 globules,
Eau.................... 6 cuillerées à bouche.

Doses : Une cuillerée toutes les heures.

Si le malade ressentait dans le ventre une chaleur insupportable, il faudrait lui donner :

Arsenicum album, 6e dilution. 6 globules.
Eau...................... 6 cuillerées à bouche.

Doses : Une cuillerée toutes les heures.

Plantes médicinales. — Prenez une poignée de pariétaire, autant de feuilles de pavot, de plantain, de camomille, de rue, de valériane et de menthe ; faites bouillir le tout et appliquez-le en cataplasme sur le ventre du malade.

Faites-lui prendre en même temps, tous les quarts d'heure, de l'*Élixir* des Frères Dauphinois, sur un morceau de sucre.

Huit fois sur dix, la guérison sera aussi complète que rapide. S'il n'y avait pas de mieux dans l'état du malade, il faudrait lui administrer sans retard deux ou trois lavements composés de menthe, de rue, de camomille et de sauge.

Ces remèdes ont le grand avantage de combattre le mal, quelle qu'en soit la cause : irritation, calculs biliaires, inflammation intestinale, vers, etc.

CONGESTION

Pour tout ce qui a trait à la *congestion cérébrale*, le lecteur voudra bien se reporter au mot Apoplexie. Nous ne parlerons dans cet article que de la *congestion des poumons* et des *varices*.

Congestion pulmonaire. — Il y a deux sortes de *congestions pulmonaires* : l'*active* et la *passive*.

I. — La *congestion pulmonaire active* se fait remarquer, au début, par une vague souffrance dans la poitrine et une oppression plus ou moins forte. Toux sèche, respiration précipitée, crachats mêlés de sang, sentiment de chaleur intérieure éveillé par le mouvement. Cette maladie est quelquefois très-grave. Il est des cas où elle amène aussi promptement la mort qu'une congestion cérébrale.

TRAITEMENT

Médecine ordinaire. — Sangsues, soit à l'anus, soit aux chevilles, vésicatoire sur la poitrine ou entre les épaules, sinapismes (moutarde) à la plante des pieds, purgations (huile de ricin, cinquante grammes), frictions avec l'*Elixir* des FRÈRES DAUPHINOIS.

Système Raspail. — Lotions à l'eau sédative sur la poitrine, entre les épaules et aux reins ; application de cataplasmes aloétiques fortement arrosés d'eau sédative ; lavements purgatifs ; purgations (huile de ricin, cinquante grammes).

Système homœopathique. — Administrer les deux remèdes suivants :

Aconitum, 6e dilution	6 globules.
Eau	6 cuillerées à bouche.
Aurum foliatum, 6e dilution	6 globules.
Eau	6 cuillerées à bouche.

Alterner ces deux remèdes (un jour de l'un, un jour de l'autre).

Doses : Une cuillerée toutes les deux heures.

S'il ne survenait aucune amélioration, on donnerait :

Belladona, 12e dilution .	6 globules.
Eau	6 cuillerées à bouche.
Nux vomica	6 globules.
Eau	6 cuillerées à bouche.

Prendre ces remèdes comme les deux précédents.

II. — La *congestion passive* est un arrêt dans la circulation du sang par défaut de vitalité.

Les symptômes sont en partie les mêmes que ceux de la *congestion active*. On remarque de plus : des accès d'étouffement, des douleurs lancinantes dans la poitrine et de violentes palpitations de cœur. Toux sèche et sueur.

TRAITEMENT

Médecine ordinaire. — Même traitement que pour la *congestion active*.

Système homœopathique. — On administrera d'abord :

Sec. corn., 6e dilution...	6 globules.
Eau	6 cuillerées à bouche.
Nux vomica, 6e dilution.	6 globules.
Eau............	6 cuillerées à bouche.

Alterner ces deux remèdes (un jour l'un, un jour l'autre).

Doses : Une cuillerée toutes les heures.

Immédiatement après, faire prendre :

Calcarea carbonica, 6e dilution..	6 globules.
Eau..........................	6 cuillerées à bouche.
Sulfur, 6e dilution...........	6 globules.
Eau	6 cuillerées à bouche.

Doses : Comme les deux remèdes précédents.

VARICES. — Les *varices* proviennent de l'accumulation du sang dans certains vaisseaux, par suite du ralentissement de la circulation.

C'est surtout aux jambes que cette infirmité se montre, quoiqu'elle puisse paraître partout ailleurs.

Nous ne croyons pas qu'il soit possible de guérir complètement cette infirmité, à moins qu'on ne la traite à son début.

Quoi qu'il en soit, nous allons donner quelques indications à nos lecteurs, leur laissant le soin d'en user, s'ils le jugent à propos.

TRAITEMENT

Médecine ordinaire. — Les *varices* récentes peuvent guérir par la disparition de la cause qui les a produites. Mais ce sont des cas assez rares, si on en excepte les *varices* qui résultent de la grossesse et qui s'en vont après l'accouchement.

Il faut d'ordinaire avoir recours aux moyens artificiels. On se sert d'appareils spéciaux pour exercer autour de la jambe une pression douce et méthodique et arrêter le développement de la dilatation veineuse. (Voir le dernier chapitre de cet ouvrage.)

Quelques médecins préconisent les opérations chirurgicales. Nous ne sommes pas de leur avis, et nous ne conseillerons jamais à personne de recourir, sans une nécessité évidente, soit à l'*incision*, soit à la *ligature*, soit à la *cautérisation* de la veine. Nous avons vu plus d'un malade succomber à des accidents inflammatoires ou autres, survenus à la suite d'une opération de ce genre.

Système homœopathique. — Nous n'avons pas expérimenté les remèdes homœopathiques pour la guérison des *varices*. Nous donnerons cependant quelques indications, d'après ceux de nos confrères qui pratiquent tout spécialement ce genre de médecine.

Aconitum, 6e dilution... 6 globules.
Eau .... 6 cuillerées à bouche.

Doses : Une cuillerée matin et soir.

On prendra ensuite :

Pulsatilla, 30e dilution.. 6 globules.
Eau.................. 6 cuillerées à bouche.
Sulfur, 30e dilution..... 6 globules.
Eau.................. 6 cuillerées à bouche.

Alterner ces deux remèdes (un jour de l'un, un jour de l'autre).

Doses : Une cuillerée, le matin, en se levant.

On se servira, comme pour la médecine ordinaire, des moyens mécaniques dont nous avons parlé au paragraphe précédent.

CONSTIPATION

Nous n'avons pas à définir la *constipation*. Il n'est personne qui ne sache ce que l'on entend par ce mot.

La plupart des personnes atteintes de cette maladie négligent trop de combattre un ennemi qui peut devenir très dangereux à un moment donné. Elles oublient que la *constipation* est souvent la cause de diverses maladies contre lesquelles viennent échouer les efforts de la science, telles que : hémorroïdes, fistules à l'anus, douleurs invétérées des reins, etc. La *constipation* occasionne parfois des douleurs névralgiques rebelles à tous les remèdes, et nous connaissons plus d'un cas où elle a eu pour conséquence soit une congestion cérébrale, soit un dérangement des facultés intellectuelles de la personne malade. Il importe, par conséquent, de combattre cette affection d'une manière persévérante.

TRAITEMENT

Médecine ordinaire. — Si la *constipation* provient d'un régime irritant, il faut, avant tout, modifier sa manière de vivre, afin de supprimer la cause du mal. On prendra ensuite, pendant quelques jours, des lavements adoucissants, et des boissons délayantes. Cataplasmes de farine de lin sur le ventre, le soir en se couchant.

Dans le cas où la *constipation* est la conséquence d'une autre maladie, c'est sur cette dernière que doit se porter l'attention.

Il est facile de comprendre que la *constipation* n'étant ici que le symptôme d'une affection plus grave, on n'ait pas à lui faire subir un traitement distinct. On devra cependant ne pas négliger soit les lavements, soit les boissons délayantes.

Quelques personnes combattent la *constipation* au moyen du cigare. Peu de fumeurs sont constipés.

Les purgations sont plus nuisibles qu'utiles. Le soulagement qu'elles procurent n'est que momentané. Elles aggravent souvent le mal, en augmentant l'irritation. Nous exceptons, toutefois, l'huile de ricin dont les inconvénients sont à peu près nuls.

A lire attentivement. — M. le docteur VALTHER conseille la graine de lin. Expérience faite, nous n'hésitons pas à affirmer que ce remède est le meilleur que nous connaissions. Nous empruntons à notre confrère les indications suivantes :

« Prenez une cuillerée à bouche de cette graine, qu'on aura bien essuyée dans un linge propre ; mettez-la dans un verre, jetez dessus trois ou quatre cuillerées d'eau tiède ou froide, laissez tremper jusqu'à ce que la graine, saturée d'eau, se couvre de mucus, et avalez-la tout d'un trait, ou en plusieurs fois de suite, en ayant soin de ne pas mâcher la graine, qui doit entrer tout entière dans l'estomac.

« Le goût en est nul, mais si on veut le rendre plus agréable, on pourra ajouter un peu de sucre, du sirop, et de l'eau de fleurs d'oranger ; quoique j'aie vu les dames les plus délicates prendre, sans répugnance aucune, la graine au naturel.

« On continuera, soir et matin, à prendre une cuillerée à bouche de la graine de lin ainsi préparée, *jusqu'à totale disparition de la constipation*, qui cède d'autant plus vite qu'elle est moins intense et moins chronique.

« La *constipation* vaincue, on cessera le traitement, pour le reprendre aussitôt la réapparition des mêmes symptômes.

« Il est certain qu'en prenant trois ou quatre cuillerées par jour, on hâterait la guérison, surtout si la *constipation* date de loin, si elle est intense, et menace d'inflammation d'intestins ou de congestion cérébrale, dont la *constipation* est si souvent la cause ». (*Le Médecin des Ménages*, par le docteur Al. Valtier.)

Système homœopathique. — L'homœopathie produit d'excellents effets sur les enfants. Les personnes d'un âge plus avancé obtiendront un résultat meilleur en suivant le traitement du docteur Valtier.

On donnera :

Nux vomica, 30e dilution . .	6 globules.
Eau	6 cuillerées à bouche.
Sulfur, 30e dilution	6 globules.
Eau	6 cuillerées à bouche.

Alterner ces deux médicaments (un jour de l'un, un jour de l'autre).

Doses : Une cuillerée matin et soir.

A défaut de *nux vomica*, on peut administrer *bryonia*, de la même façon. Si l'enfant avait le cerveau pris, on lui donnerait, au lieu de *sulfur*, *belladona*, 12e dilution.

CONTAGION

Relativement aux maladies contagieuses en général nous ne pouvons que donner les conseils de préservation que l'expérience nous fait connaître.

1° Il faut renouveler l'air des appartements ;

2° S'isoler du foyer de l'infection, si cela est possible ;

3° Purifier les vêtements par des lavages et des fumigations. On peut arroser les appartements avec une dissolution d'eau de chaux, étendue de douze litres d'eau.

L'*Elixir végétal* des Frères Dauphinois, brûlé sur une pelle rougie au feu, produit un parfum des plus agréables et assainit les appartements.

CONVALESCENCE

Les personnes convalescentes ont besoin d'être soignées attentivement. Il ne faut pas qu'elles prennent trop tôt des aliments d'une digestion difficile. Elles mangeront souvent et peu à la fois. Le convalescent est exposé à la constipation et aux palpitations. Parfois, l'enflure gagne les pieds, grâce à la pauvreté du sang et à l'atonie des tissus. Il faut combattre la *constipation* par les moyens que nous venons d'indiquer, et les deux autres symptômes par un régime tout à la fois léger et fortifiant.

CONVULSIONS DES ENFANTS

Les principales causes de cette maladie sont les suivantes : Imperfection dans la structure du cerveau, trop grande précocité de facultés intellectuelles, dentition laborieuse, constipation, embarras d'estomac, vers intestinaux, émotions violentes, frayeur, transmission héréditaire de cette affection, etc., etc.

TRAITEMENT

Si les *convulsions* sont produites par les vers, la constipation, un embarras d'estomac, etc., il suffit, pour en avoir raison, de combattre ces diverses maladies. Nos lecteurs voudront bien se reporter aux mots : VERS INTESTINAUX, CONSTIPATION, ESTOMAC, et suivre les indications que nous y avons données.

Médecine ordinaire. — Dès qu'un enfant est pris de *convulsions*, il faut le débarrasser de ses vêtements ou de ses langes, et lui appliquer des compresses d'eau sédative aux jambes, ou, si on le préfère, le plonger jusqu'aux genoux dans un bain d'eau tiède. On peut lui appliquer sur la tête des linges trempés dans de l'eau froide. Lui faire respirer de l'*Élixir végétal* des FRÈRES DAUPHINOIS, et lui en mettre dans la bouche sur un petit morceau de sucre.

Système Raspail. — Ce système ne diffère pas sensiblement de celui que nous venons d'indiquer.

Système homœopathique. — Nous avons employé bien souvent les remèdes homœopathiques pour la guérison de cette maladie. Nous avons obtenu chaque fois un résultat satisfaisant. Lorsque la cause des *convulsions* était connue, nous nous bornions à la combattre, sans nous préoccuper des accidents qu'elle produisait. Mais quand nous ne savions à quoi attribuer cette affection, nous nous bornions à administrer successivement *belladona* et *opium*.

Belladona, 6e dilution..... 6 globules.
Opium, 6e dilution........ 16 globules.

Doses : Un globule sec mis dans la bouche de l'enfant, toutes les heures.

Plantes médicinales. — 1° Faire sécher une peau d'orange, la mettre en poudre au moyen d'un moulin à café, et en donner une pincée à l'enfant dans du bouillon, ou dans une cuillerée de confiture. A défaut de peau d'orange, broyer des feuilles de menthe sèches et en faire prendre la même quantité de la même façon. Ensuite, mettre de l'absinthe infuser dans du vin, et en frictionner le ventre du malade.

2° Les lavements composés d'absinthe, de camomille et de dix grammes d'huile de noix, peuvent être considérés comme un excellent remède contre ce genre de maladie.

3° Les grandes personnes qui ont des *convulsions* doivent prendre le remède suivant :

Faire bouillir dans un demi-litre de vin blanc, jusqu'à diminution de la moitié, quinze grammes de feuilles d'armoise, et dix grammes de racine de pivoine. Le malade en boira un verre toutes les fois qu'il s'apercevra que son accès est au moment de revenir.

COQUELUCHE

Quelles sont les causes de cette maladie, qui n'atteint

d'ordinaire que les petits enfants, et que l'on n'a jamais deux fois dans la vie? Nous l'ignorons. Selon toute probabilité, elle est due à un principe miasmatique, car elle est tout à la fois épidémique et contagieuse.

TRAITEMENT

Nous ne croyons pas qu'il soit possible de triompher de la *coqueluche*. On peut en diminuer la gravité et la longueur par un traitement sérieux. Nous tromperions nos lecteurs si nous leur promettions davantage.

Médecine ordinaire. — Dans la première période, on prend toutes les précautions hygiéniques que conseille la prudence. De plus, on fait boire au malade des boissons pectorales (violettes, bouillon blanc, mauve, guimauve). Dans la seconde période, on dégage les bronches de l'enfant, en lui administrant un vomitif (sirop d'ipécacuana). Dans le cas où il y aurait constipation, recourir aux remèdes que nous avons indiqués à ce mot. Le soufre pris dans du lait produit, dit-on, d'excellents résultats. S'il y avait irritation et chaleur, on appliquerait un vésicatoire sur la poitrine.

Système homœopathique. — Un seul remède nous a rendu de sérieux services, en faisant disparaître comme par enchantement l'inflammation qui se manifeste presque toujours vers la dernière période de la *coqueluche*, c'est : *arsenicum album*, 6e dilution.

Doses : Une cuillerée toutes les deux heures.

CORS

OIGNONS, ŒILS DE PERDRIX, DURILLONS.

Nous ne connaissons aucun remède vraiment efficace contre ce genre d'incommodités. Nous croyons cependant qu'il est possible de diminuer la souffrance qu'elles causent d'ordinaire. Voici les moyens dont nous conseillons l'emploi : bains de pieds, applications de cataplasmes émollients que l'on remplace par une bande de sparadrap. Quand le *cor* est ramolli, on le gratte tout doucement afin d'en diminuer l'épaisseur.

Ne jamais couper un *cor*. On s'expose, en le faisant, à des accidents d'une extrême gravité.

La plupart des spécifiques que l'on préconise pour la guérison de ces callosités sont impuissants ou dangereux. Le *Topique* du docteur Jackson est le seul médicament de ce genre que nous puissions recommander à nos lecteurs, parce qu'il est le seul dont nous ayons constaté l'innocuité. (Paris, rue Lafayette, 45, chez Mme veuve Fornier. — Prix : 1 franc.)

Extrême propreté, chaussures un peu amples ; voilà toute l'hygiène du pied. Nous la considérons comme indispensable, si on veut se soustraire à l'infirmité dont nous parlons.

COUP DE SANG

(Voir Apoplexie.)

CORSET

Les effets du *corset* sont désastreux pour la santé. Nous pourrions citer plus d'une maladie organique à peu près incurable dont l'origine remonte à l'emploi de cette espèce d'étau que la coquetterie des femmes a inventé.

Le *corset* rétrécit violemment le bas de la poitrine et le haut du ventre, gêne la respiration et met obstacle à la circulation du sang. La phthisie, les palpitations et l'anévrisme sont la conséquence ordinaire de cette compression exercée sur les principaux organes. Les mauvaises digestions, les engorgements du foie, etc., etc., sont également dus à l'emploi du *corset*, dans la plupart des cas.

Celui qui trouvera le moyen de remplacer cet engin meurtrier par un appareil tout à la fois doux, élastique et résistant, aura bien mérité de l'humanité et de la science.

COURBATURE

Voici quels sont les symptômes de la *fièvre de courbature* : Frisson suivi de chaleur, soif continue, dégoût des aliments, douleurs dans la tête, les reins et les membres, langue blanche, urine rouge.

Cette *fièvre* se termine ordinairement par une crise qui amène des sueurs abondantes, la diarrhée et une éruption aux lèvres.

TRAITEMENT

Cette *fièvre* est facile à guérir : diète, boissons délayantes (tisanes de riz, de chiendent, d'orge perlé, etc.), repos absolu, lavements, cataplasmes émollients sur le ventre ; voilà le traitement que nous conseillons de suivre.

Observation. — On confond quelquefois la *courbature* avec le *lumbago*. Nous prions donc nos lecteurs de se reporter au mot : Rhumatisme, où se trouve traitée cette question.

COUSINS (PIQURES DE)

Même traitement que pour les *piqûres* d'abeilles.

CRACHEMENTS DE SANG

Les *crachements de sang* sont presque toujours dus à la présence de tubercules dans les poumons. Dans des cas très-rares, il faut les attribuer à un état de pléthore purement local. Enfin, ils peuvent être le résultat d'une rupture.

Quoi qu'il en soit, la présence d'un médecin nous semble indispensable. En attendant son arrivée, voici ce que l'on pourra faire dans l'intérêt du malade.

Repos absolu, silence, boissons froides, moutarde à la plante des pieds. Si, nonobstant ces précautions, l'hémorragie ne cesse pas, on mêlera à chaque verre de boisson une cuillerée à café d'*Elixir végétal* des Frères Dauphinois. On pourra aussi appliquer sur la poitrine du malade des compresses d'eau glacée.

CRAMPES

Pour ce qui touche aux *crampes* d'ESTOMAC, voir ce dernier mot.

Il ne s'agit donc ici que des *crampes* qui nous saisissent aux jambes, surtout pendant la nuit. Selon toute probabilité, la cause de cette indisposition est due à une pression exercée par les intestins sur le nerf sciatique.

TRAITEMENT

Il suffit quelquefois de se tourner sur le côté opposé. Si l'on n'éprouve aucun soulagement, malgré cette précaution, il faut sauter à bas du lit et se frictionner ou se faire frictionner la jambe.

On aura soin de combattre la constipation au moyen des remèdes que nous avons indiqués plus haut. On évitera ainsi, huit fois sur dix, le retour des *crampes*.

CREVASSES

(Voir GERÇURES)

CROUP

(Voir Maladies de la GORGE)

CROUTES DE LAIT

Nous nous servons du mot vulgaire donné à cette maladie, afin que nos lecteurs ne se trompent point sur la nature de l'affection dont il s'agit ici.

Les *croûtes de lait* se montrent tantôt à la figure, tantôt sur les membres, et tantôt au cuir chevelu. Elles sont produites par de petites pustules qui s'ouvrent presque aussitôt après leur apparition.

TRAITEMENT

Médecine ordinaire. — Au début de la maladie, il faut faire des lotions avec de l'eau de son. Le lait tiède est préférable. Quelques nourrices arrosent avec leur propre lait la figure de leurs nourrissons. Nous croyons que cette méthode est la meilleure. Lorsque les *croûtes* sont formées, on les fait tomber au moyen de cataplasmes émollients, puis, on revient aux moyens que nous venons d'indiquer, pour faire cesser l'inflammation.

Ce résultat obtenu, on arrosera la partie malade avec l'*Elixir végétal* des Frères Dauphinois, dédoublé avec neuf dixièmes d'eau. On donnera en même temps à l'enfant une ou deux purgations légères, et on lui fera prendre des tisanes dépuratives (chiendent, douce-amère, laitue, etc.)

DANSE DE SAINT-GUY

La *danse de Saint-Guy* est une maladie nerveuse qui atteint surtout les enfants et plus particulièrement les petites filles de huit à quinze ou seize ans. On peut l'attribuer à des causes diverses qu'il est nécessaire de connaître si on veut arriver à un résultat satisfaisant.

TRAITEMENT

Plantes médicinales. — Si la *danse de Saint-Guy* est occasionnée par les vers intestinaux, il sera facile d'en avoir raison. — On fera prendre au malade quelques infusions très-légères de menthe, d'absinthe et de lavande (une pincée de chaque). Une seule de ces plantes peut suffire au besoin. On aura recours en même temps aux bains sulfureux, et aux purgations à l'huile de ricin.

Observation. — Dans le cas où les remèdes que nous venons d'indiquer resteraient sans résultat, il ne faudrait pas hésiter à consulter un médecin. Nous croyons devoir conseiller à nos lecteurs le système homœopathique. Nous le croyons plus approprié à ce genre d'affection. Il en est ainsi d'ailleurs de toutes les maladies nerveuses.

DARTRES

A quelle cause doit-on attribuer cette maladie? Il serait difficile de donner une réponse satisfaisante à la question que nous venons de poser. Plusieurs médecins supposent que les affections dartreuses ont un caractère purement local. D'autres, au contraire, pensent qu'elles sont le résultat d'un vice du sang. Ces derniers nous semblent avoir raison, car s'il en était autrement, les *dartres* ne seraient pas transmissibles de père en fils.

Or, il est bien constaté que beaucoup de gens les reçoivent en héritage.

Nous reconnaissons néanmoins qu'elles sont dues quelquefois à des causes externes, comme le contact de la peau avec certains corps, la malpropreté, etc., etc. Les ennuis, et autres affections douloureuses de l'âme, produisent également ce genre de maladie.

On connaît plusieurs variétés de *dartres*. Les principales sont : L'*herpès labialis* (*dartre* des lèvres); l'*herpès zona* (*dartre* disposée en demi-ceinture autour du corps ou d'un membre); l'*herpès circinatus* (*dartre* en forme d'anneaux au centre desquels la peau est intacte); l'*herpès phlycténoïde*, et l'*herpès iris* (*dartre* s'offrant sous la forme de petits cercles de différentes couleurs).

On appelle encore *dartres discrètes*, celles qui sont séparées les unes des autres; *dartres confluentes*, celles qui se composent de pustules réunies et ne formant qu'un tout (elles s'élèvent en pointe et leur base est d'un rouge plus ou moins foncé); *dartres miliaires*, celles dont les boutons sont petits, ramassés et enflammés; *dartres rongeantes*, celles qui ont une humeur corrosive et attaquent la peau dans toute son épaisseur.

Ces dernières peuvent être le résultat d'un virus cancéreux, scorbutique, etc. La suppression d'évacuations périodiques telles que sueurs, hémorroïdes, etc., l'usage du fard et autres cosmétiques du même genre, peuvent aussi donner naissance à une *dartre*, soit *rongeante*, soit *miliaire*, soit *confluente*, soit *discrète*.

Enfin, on appelle *dartres farineuses*, celles qui donnent lieu à de petites écailles blanches; et *dartres vives*, celles qui rendent une humeur plus ou moins irritante.

Les *dartres* sont quelquefois très-longues à guérir.

TRAITEMENT

Médecine ordinaire. — Au point de vue théorique, le traitement des *dartres*, par la médecine ordinaire, satisfait la raison. En pratique, il laisse à désirer. Le plus souvent les remèdes employés ne produisent aucun résultat. En désespoir de cause, on envoie le malade dans les établissements de bains, et si cette médication échoue, le médecin déclare la maladie incurable. Quoi qu'il en soit, voici quels sont les moyens de guérison que les allopathes ont coutume d'employer.

Le régime à suivre, quelque système que l'on adopte, est de la plus haute importance. On évitera donc les viandes échauffantes et les boissons alcooliques. Pas de liqueurs, pas de café, pas de vin pur. On usera de laitage, de viandes blanches, de fruits, etc. On prendra fréquemment des bains.

Passons à la thérapeutique : On débutera par trois ou quatre purgations (huile de ricin, 50 grammes). Ensuite on boira régulièrement des tisanes dépuratives et rafraîchissantes (salsepareille, chiendent, douce-amère). On aura soin de mêler à chaque verre de tisane une forte pincée de soufre. Après cela, il faudra traiter la *dartre* par des remèdes locaux. S'il y a inflammation, on fera des lotions avec du lait coupé d'une infusion de guimauve, dans la proportion d'une moitié. Quand la maladie est ancienne et qu'il n'y a pas inflammation, on se lotionnera avec de l'eau fraîche dans laquelle on aura mis de l'*Elixir végétal* des Frères Dauphinois, à la dose d'une cuillerée à café pour un verre ordinaire. Ce traitement nous paraît être le plus simple et le plus rationnel. Que le malade ne se décourage pas. On ne peut guérir les *dartres* qu'au moyen d'une longue persévérance.

On évitera avec soin l'emploi des cataplasmes.

Système Raspail. — Raspail prétend que les *dartres* farineuses cèdent à une simple application d'eau sédative ou d'alcool camphré. Nous ne conseillons à personne l'emploi de ce remède. Pour les autres *dartres*, il veut que l'on prenne un grain de camphre, de la grosseur d'un pois, dans un verre de salsepareille, trois ou quatre fois par jour. Puis viennent les lavements émollients, les purgations (aloès et huile de ricin), les lotions au sulfate de fer, les plaques galvaniques et les compresses d'alcool camphré, etc., etc. Ce traitement nous paraît être d'une complication désespérante. De plus, il n'est pas sans quelque danger. Nous devons ajouter que Raspail mêle à tout cela d'excellents conseils, surtout en ce qui concerne la propreté, conseils que nos lecteurs feront bien de suivre. Ils les trouveront dans l'*Almanach de la Santé*.

Système homœopathique. — L'homœopathie, que nous avons plusieurs fois employée, en désespoir de cause, nous a presque toujours réussi. Nous engageons donc nos lecteurs à recourir à ce système. Mais auparavant, ils devront suivre, pendant quinze jours ou trois semaines, le régime que nous avons indiqué au paragraphe : MÉDECINE ORDINAIRE. Cela fait, on prendra les remèdes suivants :

1° Pour l'*herpès labialis*, ou *dartre* des lèvres :

Nux vomica, 12e dilution 6 globules.
Eau.................. 6 cuillerées à bouche.

Doses : Une cuillerée matin et soir.

Quand cette potion sera finie, on recourra à :

Mercurius vivus, 12e dilution. 6 globules.
Eau...................... 6 cuillerées à bouche.

Doses : Mêmes que ci-dessus.

Après *mercurius*, deux jours de repos. On y reviendra ensuite de la même façon.

Si on n'éprouvait aucun mieux, on remplacerait *nux* par :

Sepia, 12e dilution. 6 globules.
Eau .... 6 cuillerées à bouche.

Doses : Mêmes que les précédentes.

2° Contre l'*herpès zona*, on donnera :

Nux vomica, 12e dilution 6 globules.
Eau.................. 6 cuillerées à bouche.

Doses : Mêmes que pour l'*herpès labialis*.

Après :

Rhus toxidodendron, 12e dilution 6 globules.
Eau .... 6 cuillerées à bouche.

Doses : Une cuillerée matin et soir, si la *dartre* est ancienne ; une cuillerée toutes les trois heures, si elle est récente.

M. Prost-Lacuzon préconise *clematis erecta*. Il l'a toujours employée avec succès. Nos lecteurs feront bien de suivre le conseil de ce savant praticien qui exprime le désir de voir ce médicament soumis à une plus ample expérimentation.

3° Contre l'*herpès phlycténoïde*, qu'une inflammation de l'épiderme accompagne toujours, il faut employer les remèdes que nous avons indiqués pour la *dartre* des lèvres. De plus, on aura soin de se lotionner deux ou trois fois par jour avec un mélange de lait et d'infusion de guimauve (moitié de chaque).

4° Pour l'*herpès circinatus*, on prescrira :

Nux vomica, 12e dilution 6 globules.
Eau .... 6 cuillerées à bouche.

Doses : Une cuillerée matin et soir.

Immédiatement après, on fera prendre :

Calcarea carbonica, 6e dilution 6 globules.
Eau .... 6 cuillerées à bouche.
Dulcamara, 6e dilution..... 6 globules.
Eau .... 6 cuillerées à bouche.

On répète ces deux potions.

5° Si on avait à combattre l'*herpès iris*, on suivrait le même traitement que pour l'*herpès circinatus*, et dans le cas où, par extraordinaire, un mieux ne se manifesterait pas, on pourrait recourir, suivant le conseil qu'en donne M. Prost-Lacuzon, à *sepia* et à *asterias rubens*, 30e dilution, 6 globules et 10 cuillerées d'eau.

Doses : Une cuillerée le matin ; les deux remèdes pris à la suite l'un de l'autre et non alternés.

6° Pour l'*herpès tonsurant*, qui s'attaque au cuir chevelu, et fait tomber les cheveux par plaques, voici quels sont les médicaments auxquels il faudra faire appel :

Nux vomica, 6e dilution. 6 globules.
Eau .... 6 cuillerées à bouche.
Dulcamara .... 6 globules.
Eau .... 6 cuillerées à bouche.

Alterner (un jour de l'un, un jour de l'autre).

Doses : Une cuillerée matin et soir.

Après :

Calcarea carbonica, 6e dilution 6 globules.
Eau...................... 6 cuillerées à bouche.

Doses : Une cuillerée matin et soir.

Quand *calcarea* sera épuisé, on prendra :

Sulfur, 12e dilution .... 6 globules.
Eau .... 6 cuillerées à bouche.
Petroleum, 12e dilution. 6 globules.
Eau .... 6 cuillerées à bouche.

Alterner (un jour de l'un, un jour de l'autre).

Doses : Une cuillerée matin et soir.

Après qu'on aura pris ces deux remèdes, on se reposera pendant trois jours. Puis on les recommencera.

7° Si on est en présence d'une *dartre vive*, voici quels sont les médicaments à administrer :

Nux vomica, 6e dilution.......	6 globules.
Eau........................	6 cuillerées à bouche.
Rhus toxicodendron, 6e dilution	6 globules.
Eau........................	6 cuillerées à bouche.

Alterner (un jour de l'un, un jour de l'autre).

Doses : Une cuillerée matin et soir. Répéter le traitement jusqu'à entière guérison.

Cette *dartre* se montre d'ordinaire, aux mains, aux avant-bras, aux cuisses et au bas-ventre.

Plantes médicinales. — 1° Quand il s'agit d'une *dartre* légère ou discrète, on se borne au traitement suivant. Le succès en est à peu près assuré :

Prenez trente-cinq ou quarante grammes de racine de patience sauvage, mondée et coupée par morceaux que vous ferez bouillir dans un litre et demi d'eau, jusqu'à réduction de moitié. Mettez infuser quatre ou cinq grammes de réglisse, et passez le tout à travers un linge. Vous boirez de cette tisane, trois verres par jour, après l'avoir fait tiédir.

Nous recommandons aux malades un régime doux.

Après ce préliminaire, que nous croyons indispensable, on prendra du petit lait clarifié, en grande quantité, et on se purgera (huile de ricin, 50 grammes). Enfin, on aura soin de se laver le visage, avec un mélange de lait et d'infusion de guimauve (moitié de chaque).

2° Pour les *dartres vives* et *farineuses*, outre le traitement que nous venons d'indiquer, voici ce que l'on fera :

On prendra deux ou trois purgations de suite. Après, on boira, tous les jours, pendant un mois, cinq ou six verres d'une tisane ainsi composée : Faites bouillir dans deux litres d'eau les plantes suivantes : verveine, mélisse, petit myrthe, thym, cerfeuil, pimprenelle (une poignée de chaque).

Lorsque le sang a été suffisamment épuré par l'usage de cette boisson, il faut se frotter avec une pommade dont voici la formule : prenez cinq grammes de camphre en poudre, quinze grammes de girofle, quinze grammes de gingembre, cinq grammes de gomme adragante, vingt grammes de soufre, et cent grammes de graisse de porc. Broyez le tout, et faites-en un onguent.

DÉLIRE

Le *délire* peut être causé par la fièvre, l'ivresse, l'affaiblissement du cerveau, une maladie aiguë, etc.

On peut aussi l'attribuer au chagrin. En ce cas, le mieux est de recourir aux purgations et à un régime extrêmement doux.

Lorsqu'il provient d'une maladie aiguë, il faut se borner à en combattre la cause. Il n'y aura d'ailleurs qu'à suivre les conseils du médecin, dont la présence sera alors indispensable.

DELIRIUM TREMENS

Le *delirium tremens* est toujours provoqué par l'abus des boissons alcooliques. Il se manifeste par un dérangement des facultés intellectuelles et un tremblement des membres et des lèvres, compliqués d'un embarras de la langue et d'une somnolence dont on ne peut triompher.

TRAITEMENT

Médecine ordinaire. — La médecine ordinaire est à peu près impuissante en face de cette maladie. On administre l'*Opium* à forte dose et des purgatifs. Se borner là, c'est avouer implicitement que l'on ne peut rien.

Système homœopathique. — Nous ignorons si l'homœopathie est plus puissante que la médecine ordinaire ; car les homœopathes eux-mêmes ne semblent pas avoir une confiance illimitée dans l'efficacité de leurs remèdes. Quoi qu'il en soit, voici ce qu'ils ont coutume de prescrire :

Nux vomica, 12e dilution 6 globules.
Eau.................... 6 cuillerées à bouche.
Opium, 12e dilution.... 6 globules.
Eau.................... 6 cuillerées à bouche.

Alterner ces deux remèdes (un jour de l'un, un jour de l'autre).

Doses : Une cuillerée toutes les trois heures.

Si le malade a des accès de fureur, on lui donnera :

Belladona, 6e dilution.. 6 globules.
Eau.................... 6 cuillerées à bouche.

Doses : Une cuillerée toutes les heures.

DENTITION

La *dentition* amène parfois chez les enfants des complications d'une certaine gravité, comme la diarrhée.

la constipation, les aphthes, le muguet, des rougeurs à la peau, des convulsions, etc.

TRAITEMENT

Il faut mettre à la disposition de l'enfant des hochets qu'il puisse porter à la bouche et mordre sans inconvénient. Les lavements, la diète, les cataplasmes sur le ventre, les bains tièdes, les boissons adoucissantes : tels sont les remèdes à employer, lorsqu'il y a inflammation intestinale. — S'il survenait des accidents cérébraux, il faudrait appliquer une sangsue à chaque oreille.

DENTS

La carie des *dents* est une espèce d'ulcération, que l'on peut attribuer à des causes internes, au mauvais état de la santé générale, par exemple, et de l'estomac en particulier, ou à des causes externes, comme l'usage des *dentifrices acides*, le contact de l'eau froide après que l'on a mangé chaud, etc., etc. Il est des personnes qui jouissent d'une santé brillante et qui perdent leurs *dents* de bonne heure. Cela a lieu surtout dans les pays bas et humides. L'acidité de la salive peut aussi amener de bonne heure l'altération et la chute des dents.

TRAITEMENT

Le mal de *dents* n'est autre chose qu'une névralgie du nerf dentaire ou de quelqu'un de ses rameaux. Lorsque cette douleur n'est pas occasionnée par la carie, elle est purement nerveuse, et doit être traitée comme on traite les névralgies. Il n'en est pas de même si la *dent* est cariée.

Médecine ordinaire (douleur simplement nerveuse). — Les remèdes que la médecine ordinaire emploie pour guérir les névralgies, sont extrêmement nombreux, mais leur impuissance est constatée. Il arrive même parfois qu'ils aggravent le mal d'une façon désespérante. Cataplasmes calmants, ou narcotiques, vésicatoires, sangsues, ventouses, frictions, pilules d'opium ou autres, électricité, moxa, ferrugineux, etc., on a mis tout en œuvre pour triompher d'une maladie qui échappe sans cesse à l'action des remèdes. Le *sulfate de quinine* est le seul médicament qui produise parfois une amélioration passagère dans l'état du malade.

Système Raspail. — Raspail, pour échapper à la difficulté, déclare net que ces sortes de maladies n'existent pas. Nous le voulons bien, si cela peut être agréable au célèbre chimiste, mais nous croyons que beaucoup de gens n'auront pas une foi aussi bénévole, à moins qu'elle ne soit doublée d'une résignation à toute épreuve.

Système homœopathique. — Les homœopathes ne s'avouent pas vaincus, et ils ont raison. — Il y a une dizaine d'années, voyant l'insuffisance à peu près absolue de la médecine allopathique, nous avons eu recours à l'homœopathie. Notre succès a été complet. Nous ne connaissons pas un seul cas, parmi ceux que nous avons traités ainsi, qui n'ait cédé à l'action des remèdes. Voici ce que nous administrions :

Aconitum, 6e dilution... 6 globules.
Eau.................. 6 cuillerées à bouche.

Doses : Une cuillerée toutes les deux heures.

Nous donnions ensuite *pulsatilla*, même dilution et mêmes doses que pour *aconitum*. — Si le malade se plaignait de constipation, nous lui faisions prendre *nux vomica*, au lieu d'*aconitum*, ou *bryonia*, toujours même dilutions et mêmes doses.

Dans le cas où l'odontalgie serait rhumatismale, on pourrait commencer par administrer simultanément (un jour de l'un, un jour de l'autre) *aconitum* et *bryonia*, 6e dilution, 6 globules de chaque, et 6 cuillerées d'eau. — *Nous avons expérimenté ce traitement plus de* CINQUANTE FOIS, *et nous avons toujours obtenu le meilleur résultat.* Nous croyons devoir appuyer tout spécialement sur ce point, dans l'intérêt de la science, les médecins homœopathes ayant jusqu'ici classé *aconitum* parmi les antidotes de *bryonia*.

Si l'odontalgie est inflammatoire (gencives enflées, douloureuses et sanguinolentes) on donnera, au lieu d'*aconitum* :

Belladona, 6e dilution . .	6 globules.
Eau	6 cuillerées à bouche.

Doses : Une cuillerée toutes les deux heures.

Presque toujours ce remède suffira. Dans le cas où un mieux tarderait à se produire, on ferait prendre :

Nux vomica, 6e dilution.	6 globules.
Eau	6 cuillerées à bouche.
Pulsatilla.	6 globules.
Eau	6 cuillerées à bouche.

Alterner ces deux remèdes (un jour de l'un, un jour de l'autre).

Doses : Une cuillerée toutes les deux heures.

Plantes médicinales. — L'odontalgie névralgique est rapidement guérie par l'*Élixir végétal* des FRÈRES DAUPHINOIS. On s'en frictionne le côté douloureux du front et de la joue. De plus on en imbibe une boule de coton que l'on se met dans l'oreille, du côté de la dent malade, et que l'on renouvelle une fois ou deux.

Si les gencives sont congestionnées, on les frictionne doucement avec l'*Elixir*. En moins d'une demi-journée, la fluxion aura disparu complétement.

Lorsque la *dent* est cariée, il faut imbiber d'*Elixir* une petite boule de coton et la mettre dans l'ouverture faite par la carie. On renouvelle cette opération plusieurs fois par jour, alors même qu'on n'éprouve plus aucune souffrance. Au bout d'une semaine de traitement, le nerf dentaire sera calmé pour des années entières. Dès que la douleur reviendra, si elle revient, ce qui est douteux, on recommencera le traitement.

Observation. — Nous engageons nos lecteurs et surtout nos lectrices à se méfier des divers produits que l'on trouve dans le commerce sous le nom de dentifrices. La plupart de ces préparations renferment des acides dont l'effet est d'amener les maladies que messieurs les inventeurs ont la prétention de guérir. Ce que nous disons pour les soins de la bouche, nous le disons également pour le reste de la toilette. Les maladies de peau n'ont d'autre cause bien souvent que l'emploi de certaines eaux parfumées et malfaisantes qu'exploite la spéculation. Nous pourrions donner, sous ce rapport, les détails les plus navrants.

DÉPOT

On appelle vulgairement dépôt ce que les médecins appellent *abcès*. Nous prions donc nos lecteurs de se reporter à ce dernier mot.

DESCENTE

DÉVIATION DE LA MATRICE.

Pour ces sortes de maladies, la présence d'un médecin est absolument indispensable. Les détails que nous pourrions donner ici seraient donc parfaitement oiseux.

DIABÈTE

Cette maladie se révèle par une sécrétion d'urine extrêmement abondante, mêlée d'une quantité assez considérable de sucre de fécule. Le malade ressent une soif très-vive, mange beaucoup et dépérit rapidement.

Dans le faux *diabète*, l'urine ne contient aucun principe sucré; elle est très-abondante, sans couleur et sans odeur. La soif est plus ardente encore que dans le *diabète*. Appétit exagéré, peau sèche, bouche pâteuse, langue chargée, salive rare, gorge aride.

Observation. — Nous avons indiqué les divers symptômes du *diabète* et du *faux diabète*, afin que les malades atteints de l'une de ces deux affections puissent se faire immédiatement une idée de leur état et consulter un médecin.

Nous devons ajouter que la médecine ordinaire est bien près de confesser son impuissance en face du *diabète*. Raspail indique un traitement qui peut s'appliquer et qu'il applique aux diverses maladies des voies urinaires. Quant à l'homœopathie, nous ignorons quelles sont ses ressources, ne nous en étant jamais servi pour ce genre d'affection.

DIARRHÉE

La *diarrhée* se rattache quelquefois à des ulcérations intestinales, ou à des tumeurs cancéreuses. Dans ce cas, elle exige un traitement particulier et l'intervention du médecin. La *diarrhée stercorale* est ce que l'on appelle un bénéfice de nature, et n'offre aucun danger. La *diarrhée muqueuse* amène la soif. Il y a de plus chaleur sèche à la paume de la main, fièvre et amaigrissement.

TRAITEMENT

Médecine ordinaire. — Lorsque la *diarrhée* est la conséquence d'un catarrhe intestinal, on doit avoir soin de se prémunir contre le froid aux pieds. Les frictions et la flanelle sont de rigueur. Tisanes de tilleul ou de sureau. — Quand c'est la bile qui produit la *diarrhée*, le mieux est de prendre une bonne purgation au début. Le reste du traitement, comme pour la *diarrhée* qui vient d'une inflammation. La *diarrhée* qui a pour cause une irritation des muqueuses exige des remèdes adoucissants et rafraîchissants : Eau de riz, lavements émollients, cataplasmes de farine de lin. Si le mal persiste, on ajoute aux lavements un verre d'amidon délayé. Régime aussi doux que possible. Les bains peuvent être utiles.

Système homœopathique. — Les homœopathes donnent d'abord :

China, 6ᵉ dilution..........	6 globules.
Eau....................	6 cuillerées à bouche.
Calcarea carbonica, 6ᵉ dilution	6 globules.
Eau....................	6 cuillerées à bouche.

Alterner ces deux remèdes (un jour de l'un, un jour de l'autre).

Doses : Une cuillerée toutes les deux heures.

Si ces remèdes restaient sans effet, on ferait prendre :

Phosphori acidum, 6e dilution 6 globules.

Eau...................... 6 cuillerées à bouche.

ou, à défaut de *phosphori acidum* :

Carbo vegetabilis, même dilution, 6 globules, même quantité d'eau et mêmes doses.

DOULEURS

(Voir Rhumatisme)

DURILLON

(Voir Cors, Oignons)

DYSSENTERIE

La *dyssenterie* est une inflammation intestinale. Quelquefois elle est épidémique. Elle offre alors de graves dangers. Les variations de la température, les chaleurs excessives, l'usage exagéré des fruits, les fatigues, les douleurs morales sont autant de causes qui peuvent donner lieu à cette maladie.

Dans la *dyssenterie bénigne*, les douleurs intestinales sont modérées. Efforts pénibles et souvent douloureux de défécation. Chaleur insupportable à l'anus. Les matières que le malade expulse sont liquides et sanguinolentes. Trouble dans les urines.

Lorsque la *dyssenterie* est épidémique, ces divers symptômes prennent un caractère de gravité tout spécial. Les matières rejetées sont noirâtres et fétides. Elle est parfois compliquée de vomissements.

TRAITEMENT

Médecine ordinaire. — Pour la *dyssenterie bénigne :* Tisanes adoucissantes et rafraichissantes (eau de riz, de chiendent, etc.), bains fréquents, lavements amidonnés, ou, mieux encore, dans lesquels on a mis une cuillerée à bouche de teinture d'arnica ; cataplasmes de farine de lin. Diète.

Pour la *dyssenterie* à l'état aigu : Sangsues à l'anus. Joindre aux boissons dont nous venons de parler quelques verres de bon vin, légèrement coupé d'eau ; battre deux blancs d'œuf dans un litre d'eau, et en faire prendre au malade un verre toutes les deux heures ; ne pas négliger les lavements à la teinture d'arnica (même dose que pour la *dyssenterie bénigne*).

Système Raspail. — Nous ne croyons pas devoir conseiller le traitement préconisé par le savant chimiste.

Système homœopathique. — L'homœopathie est d'une efficacité incontestable pour ce genre de maladie. Dans la plupart des cas, les remèdes suivants pourront suffire :

Nux vomica, 6e dilution. 6 globules.
Eau .... 6 cuillerées à bouche.
Ipeca, 12e dilution..... 6 globules.
Eau .... 6 cuillerées à bouche.

Alterner ces deux remèdes (un jour de l'un, un jour de l'autre).

Doses : Une cuillerée toutes les heures.

Si l'effet de *nux* et d'*ipeca* se faisait trop attendre, on administrerait :

Arsenicum album, 12e dilution	6 globules.
Eau	6 cuillerées à bouche.
Carbo vegetabilis, 12e dilution	6 globules.
Eau	6 cuillerées à bouche.

Alterner, (un jour l'un, un jour l'autre).

Doses : Une cuillerée toutes les heures.

En désespoir de cause, on pourrait donner *Rhus toxidodendron*, 12e dilution, 6 globules, 6 cuillerées d'eau.

Doses : une cuillerée d'heure en heure.

ÉCROUELLES

(Voir Abcès)

Le traitement de cette maladie est le même que celui des *abcès froids*, avec lesquels elle se confond.

EMPOISONNEMENT

Cette question est trop complexe pour que nous puissions la traiter ici. Dès qu'on s'aperçoit que l'on est empoisonné, il faut sans retard faire appeler un médecin. C'est le moyen le plus sûr d'échapper à la mort. En attendant son arrivée, voici ce que nous conseillons de faire pour chasser ou neutraliser le poison :

On donne au malade une grande quantité d'eau tiède mélangée d'huile, et on provoque des vomissements, en chatouillant la luette avec la barbe d'une plume.

Au médecin, le soin de combattre l'effet du poison

par des antidotes appropriés au genre d'intoxication dont on aura été victime.

Nous ferions une mauvaise action en donnant ici des formules que l'on ne manquerait pas de vouloir essayer, avant de recourir aux soins d'un homme de science, négligence qui, neuf fois sur dix, serait fatale au malade.

ENGELURES

La médecine n'indique pas de remède efficace contre les *engelures*. Nous conseillons donc, nos confrères n'ayant rien de mieux, l'usage de l'*Elixir végétal* des Frères Dauphinois.

Il suffira, pour arriver à une prompte et complète guérison, de se frictionner, soir et matin, avec cet excellent produit.

ENGORGEMENT

Engorgement du Foie et de la Rate. Voir ces deux mots. — *Engorgement laiteux*. Cette affection a été l'objet d'une étude spéciale à propos de l'Allaitement. — *Engorgement* de la Matrice. Nos lectrices voudront bien consulter un médecin.

ENTORSE

L'*entorse* et la *foulure* sont une seule et même chose. Jusqu'à présent la médecine n'a obtenu que des résultats très-imparfaits. Les remèdes qu'elle prescrit n'empêchent pas le malade de rester cloué dans un fauteuil trois semaines ou un mois, sinon davantage.

Voici ce que nous avons pratiqué jusqu'à présent, et nous pouvons le dire, avec succès : Nous prenons le pied du malade, que nous posons à plat sur le plancher. Puis nous l'arrosons avec l'*Elixir végétal* des FRÈRES DAUPHINOIS, et nous le pressons délicatement et à plusieurs reprises, comme si nous voulions remettre en place des muscles dérangés de leur position naturelle. Nous répétons cette manœuvre, qui n'est autre chose que le massage, pendant vingt minutes ou une demi-heure. Puis nous entourons le membre foulé de compresses imbibées d'*Elixir*, afin de faire avorter l'inflammation. Il est rare que le même jour le malade ne marche pas.

ÉPILEPSIE

Jusqu'à présent la médecine est demeurée impuissante en face de cette terrible maladie. A diverses reprises, nous avons essayé de l'homœopathie. Nous n'avons jamais obtenu de guérison complète, mais nous sommes arrivés à améliorer l'état du malade, ce qui est peu en soi, et beaucoup si l'on considère l'inefficacité absolue des autres médicaments. Le mieux, dans tous les cas, sera de consulter un médecin homœopathe.

ÉRYSIPÈLE

L'*érysipèle* est une espèce de tumeur inflammatoire qui rampe sur la peau et s'y étend assez vite. Elle est accompagnée de chaleur, d'âcreté, de douleur et de démangeaison. Elle a une couleur rouge, qui varie entre le rose et le pourpre foncé. On y remarque presque toujours un plus ou moins grand nombre de plaques jaunes. Quelquefois l'épiderme est couvert de petites vessies qui crèvent, se dessèchent et tombent sous la forme d'écailles farineuses. L'*érysipèle* débute par un vague malaise et une lassitude inexplicable ; puis viennent la perte d'appétit, les maux de tête et la fièvre. Ces divers symptômes sont accompagnés assez souvent de diarrhée ou de constipation, de vomissements, de frissons, et d'une soif ardente.

L'*érysipèle* occupe d'ordinaire la face ou le cuir chevelu. Mais il peut se développer partout ailleurs. Lorsque sa marche est régulière et qu'aucune complication ne survient, l'*érysipèle* a une durée moyenne de quinze jours.

Il serait difficile de déterminer les causes de cette maladie.

TRAITEMENT

Médecine ordinaire. — Les allopathes n'ont à leur disposition que des remèdes insuffisants. Nous allons cependant indiquer en peu de mots à quels moyens ils recourent d'ordinaire pour triompher de la maladie dont nous parlons. Boissons acidulées, diète rigoureuse, purgations (huile de ricin). Dans le cas où le malade est jeune et robuste, une saignée n'est pas inutile. Il faut éviter soigneusement d'appliquer les sangsues sur l'*érysipèle* ; mais on peut les mettre à l'anus avec grand avantage, si l'inflammation occupe la face ou le cuir chevelu.

Si l'*érysipèle* est phlegmoneux, il faudra se reporter

au traitement que nous avons indiqué pour le phlegmon diffus. (Voir Abcès.)

Toutes les fois que le mal présente une certaine gravité, nous conseillons de faire appeler le médecin.

Système Raspail. — Les moyens de guérison préconisés par Raspail, sont les compresses d'eau sédative sur *l'érysipèle*, la pommade camphrée, les cataplasmes aloétiques, et au besoin les compresses d'alcool camphré.

Nous ne conseillons pas de recourir à cette médication.

Système homœopathique. — L'homœopathie nous semble offrir des ressources plus sérieuses contre *l'érysipèle*.

Dès le début de l'inflammation, on prendra les deux remèdes suivants :

Belladona, 6e dilution .... 6 globules.
Eau .... 6 cuillerées à bouche.
Rhus toxidodendron, 6e dilution. 6 globules.
Eau .... 6 cuillerées à bouche.

Alterner ces deux remèdes (un jour de l'un, un jour de l'autre).

Doses : Une cuillerée toutes les deux heures.

S'il y a fièvre ardente et diarrhée, on fera prendre *aconitum* et *nux vomica*, alternés, même dilution et mêmes doses que ci-dessus.

Dans le cas où il y aurait menace de gangrène, on donnerait :

Arsenicum album, 6e dilution . 6 globules.
Eau .... 6 cuillerées à bouche.

Doses : Une cuillerée toutes les deux heures.

ÉRYTHÈME

L'*érythème* est caractérisé par un plus ou moins grand nombre de taches rouges d'une nuance très-variable. Ces taches paraissent le plus souvent à la face, à la poitrine, aux fesses et aux cuisses (partie interne). Les personnes grasses sont exposées à cette infirmité. Elle survient d'ordinaire à la suite d'une marche un peu longue.

TRAITEMENT

Cette indisposition disparaît d'elle-même, au bout de quelques jours, sans que l'on ait besoin de faire appel à aucun remède.

La seule chose que nous recommandions, c'est la propreté. Pour les petits enfants qui se sont écorchés, aussi bien que pour les grandes personnes, il suffira de quelques lotions, avec l'*Elixir* des Frères Dauphinois, après l'avoir mélangé d'eau dans la proportion d'une bonne moitié.

ESQUINANCIE

(Voir Gorge)

ESTOMAC

(Voir Aigreurs d'Estomac)

FIÈVRES

Les *fièvres* peuvent se diviser en trois classes : les *fièvres continues*, les *fièvres éruptives*, et les *fièvres intermittentes*. Nous ne parlerons pas de la *fièvre chronique*, parce qu'elle est moins une maladie que la conséquence d'une affection morbide, qui doit seule appeler l'attention du médecin.

FIÈVRES CONTINUES. — Les principales *fièvres continues* sont : la *fièvre éphémère*, la *fièvre inflammatoire*, et la *fièvre typhoïde*. On donne à cette dernière une foule de noms. Le plus connu de tous est celui de *fièvre muqueuse*. On l'appelle ainsi, généralement, lorsqu'elle se présente sous une forme bénigne.

1° La *fièvre éphémère* est de courte durée, comme l'indique le mot qui sert à la qualifier. Cette *fièvre* est la même que celle que l'on nomme *fièvre de courbature*. (Voir le paragraphe où il a été question de cette affection morbide, sous le titre de COURBATURE.)

L'homœopathie triomphe aisément de cette *fièvre*. On fait prendre au malade 6 globules d'*aconit*, 6e dilution, dans 6 cuillerées d'eau, à la dose d'une cuillerée toutes les deux heures.

2° La *fièvre inflammatoire* se manifeste souvent tout à coup, sans que rien ait pu faire pressentir sa venue. Dès son début, il y a perte d'appétit, éblouissements, maux de tête, somnolence et abattement général. Les yeux sont gonflés et larmoyants, le pouls est précipité, la langue est blanche, la bouche pâteuse, la peau sèche, l'urine rare et foncée en couleur.

Même traitement que pour la *fièvre éphémère*. (Voir le mot COURBATURE.) — Si la *fièvre* est violente et que l'on ait recours à la *médecine ordinaire*, on appliquera une dizaine de sangsues à l'anus, et, s'il y a embarras gastrique, on fera prendre une purgation (huile de ricin).

Dans le cas où on recourrait à l'homœopathie, on aurait soin d'ajouter à *aconitum*, *nux vomica*, 6 globules, 6ᵉ dilution, dans 6 cuillerées d'eau, à la dose d'une cuillerée toutes les deux heures. On alternerait les deux remèdes (un jour de l'un, un jour de l'autre).

3° La *fièvre typhoïde* se divise en trois périodes parfaitement distinctes. Quelquefois elle débute inopinément, quelquefois aussi elle arrive par degrés.

Dès le commencement de la première période, on éprouve des maux de tête insupportables ; la figure est altérée et l'intelligence plus ou moins obscurcie. Il y a diarrhée ou constipation avec ballonnement, et douleur dans le bas-ventre (côté droit), si surtout on y appuie avec la main. Les membres sont courbaturés, l'appétit est nul, la faiblesse générale. Le malade est pris d'une tristesse inexplicable. Le délire survient presque toujours. La bouche est pâteuse, la langue est blanche, et la soif ardente. Saignements de nez plus ou moins abondants.

Sept à huit jours après le début de la maladie, on voit apparaître, sur le ventre et parfois sur la poitrine, des taches d'un rose tendre, qui disparaissent momentanément sous la pression du doigt. C'est le commencement de la seconde période.

Le mal de tête disparaît, mais les autres symptômes s'aggravent. La stupeur devient presque de l'hébêtement, les traits sont de plus en plus immobiles ; la somnolence s'accentue d'une manière alarmante ; il survient un peu de surdité : la langue est sèche ; les dents prennent une couleur noirâtre. Le ventre est tendu; la diarrhée persiste. Le malade boit et urine difficilement; les selles sont involontaires, et d'une odeur fétide. Les diverses parties du corps qui appuient sur les draps s'excorient. La peau est sèche et rugueuse; les lèvres se couvrent d'un enduit brun; les narines, d'une poussière grisâtre et persistante. Le malade répond difficilement aux questions qu'on lui adresse; il rêvasse continuellement et prononce des paroles incohérentes; il remue machinalement les doigts et semble ramasser des objets épars sur son lit.

A la troisième période, qui commence vers le quinzième ou le seizième jour, les symptômes que nous venons de décrire s'aggravent encore, à moins que la maladie n'ait une terminaison heureuse. Les traits s'altèrent davantage; la figure devient cadavéreuse; la peau est inondée d'une sueur gluante; le sommeil est continuel et profond. Bientôt la mort arrive.

Quand la maladie cède à l'action des remèdes, la somnolence cesse, la stupeur disparaît, le sommeil est calme et sans délire. La langue ne tarde pas à se nettoyer, la salive reparaît, le ventre reprend son volume et son élasticité ordinaires.

Quand la *fièvre typhoïde* revêt la *forme inflammatoire*, le pouls est dur, la face est injectée de sang et les urines sont rouges.

Quand elle revêt la *forme bilieuse*, la bouche est empâtée et amère, la langue jaunâtre, et la face bistrée (couleur de brique).

Quand elle revêt la *forme muqueuse*, la figure est boursoufléе, la langue pâteuse, les déjections sont semblables à des glaires, et les yeux larmoyants.

Quand elle revêt la *forme putride*, les symptômes sont

les mêmes que ceux que nous avons décrits plus haut. Seulement les extrémités sont froides, et l'hémorrhagie a souvent lieu par l'anus.

Quand elle revêt la *forme nerveuse*, elle est caractérisée par le délire, les soubresauts, les divagations, les mouvements répétés et inconscients, quelquefois même par des convulsions.

TRAITEMENT

Médecine ordinaire. — Les médecins allopathes sont divisés entre eux sur le mode de traitement à employer. Nous n'avons pas à prendre part au débat. Nous éviterons même de prescrire un traitement quelconque. La *fièvre typhoïde* est une maladie trop grave pour que l'on puisse se passer du secours de la science. Ainsi donc, aussitôt que les symptômes que nous venons d'indiquer se manifesteront chez un malade, on devra sans retard recourir au médecin. Si au saignement de nez viennent se joindre de violentes douleurs à la nuque, de la souffrance dans le côté droit du bas-ventre, de l'ennui et de la somnolence, le doute n'est plus possible, on est en présence d'une fièvre typhoïde.

En attendant l'arrivée du médecin, vous pourrez faire prendre au malade une purgation d'huile de ricin (cinquante ou soixante grammes), lui prescrire la diète et lui donner des boissons délayantes (chiendent, orge perlé, eau de riz, etc.)

Si les douleurs du ventre étaient insupportables, il faudrait appliquer une douzaine de sangsues auxquelles on ferait succéder des cataplasmes émollients. On combat la diarrhée au moyen de demi-lavements d'eau de mauve, dans lesquels on met une forte décoction de pavots. Encore une fois, le médecin ! le médecin !

Système homœopathique. — Les médecins allopathes eux-mêmes avouent que l'homœopathie obtient chaque jour d'excellents résultats contre la *fièvre typhoïde*. Ce témoignage a d'autant plus de valeur qu'il est désintéressé. Quoi qu'il en soit, nous répétons à nos lecteurs, partisans du système homœopathique : Ne comptez pas aveuglément sur l'efficacité des nouveaux remèdes et consultez un médecin qui, seul, peut se rendre un compte exact de l'état du malade, et par conséquent de ce qu'il convient de lui administrer.

Voici, toutefois, ce que l'on peut donner, en attendant que les secours de la science arrivent :

Nux vomica, 6e dilution...	6 globules.
Eau....................	6 cuillerées à bouche.
Ipécacuana, 6e dilution ...	6 globules.
Eau....................	6 cuillerées à bouche.

Ces deux médicaments suffiront au début.

Nous bornons là nos indications, pour que l'on ne soit pas tenté de se traiter soi-même.

TYPHUS. — Mêmes observations pour le *typhus*, dont les liens de parenté avec la *fièvre typhoïde* sont connus de tout le monde.

FIÈVRES ÉRUPTIVES. — Les *fièvres éruptives* sont : la *variole*, ou petite vérole ; la *varioloïde*, ou petite vérole bénigne ; la *varicelle ;* la *rougeole ;* la *scarlatine* et la *suette miliaire*.

1° La *variole* débute par les symptômes suivants : Peau sèche et brûlante, frissons, mal de tête, douleur dans la gorge, nausées et quelquefois vomissements. Le malade souffre au creux de l'estomac et dans les reins. Assez souvent il y a somnolence persistante, pissement de sang et convulsions. Il arrive d'ordinaire que, la veille du jour où la maladie éclate, le malade éprouve des étourdissements et tombe sans connaissance.

2° La *varioloïde* est ordinairement le lot, pendant les épidémies, des sujets qui ont été vaccinés depuis peu ou qui ont eu la *variole*.

3° La *varicelle* est un diminutif de la *varioloïde*. Elle ne dure qu'une huitaine de jours. — Les symptômes sont les mêmes que ceux de la *variole*, avec la seule différence qu'ils n'ont pas la même intensité.

TRAITEMENT

La *variole* exige la présence d'un médecin. Nous dirons la même chose pour la *varioloïde* et la *varicelle*, à cause de la difficulté qu'il y a ordinairement, pour les personnes qui ne sont pas familiarisées avec la médecine, à distinguer ces trois *variétés* de la même maladie.

4° La *rougeole* débute par la fièvre, le rhume de cerveau, une toux sèche. Les yeux sont larmoyants. Il y a presque toujours assoupissement et délire. L'éruption a lieu vers le troisième ou le quatrième jour. Cette éruption consiste en de petites taches rouges, assez semblables à des morsures de puce, qui, un peu plus tard, deviennent jaunâtres, et tombent, semblables à des parcelles de son.

La *rougeole*, par elle-même, n'offre pas de graves dangers ; mais elle se complique parfois d'une manière très-sérieuse. Il peut en résulter soit une inflammation des intestins, soit la gangrène, soit la phthisie pulmonaire.

Cela étant, le mieux, au début même de la maladie, sera toujours de consulter un médecin.

Voici cependant ce que les médecins homœopathes veulent qu'on donne au malade. Nous conseillons de préférence ce système.

TRAITEMENT

Système homœopathique. — Si l'enfant souffre de la tête et s'il est assoupi, on lui fera prendre :

Belladona, 6e dilution... 6 globules.
Eau.................. 6 cuillerées à bouche.
Bryonia, 6e dilution ... 6 globules.
Eau.................. 6 cuillerées à bouche.

Alterner (un jour de l'un, un jour de l'autre).

Doses : Une cuillerée toutes les deux heures.

Dans le cas où l'éruption ferait mine de rentrer, on donnerait :

Pulsatilla, 6e dilution... 6 globules.
Eau .... 6 cuillerées à bouche.

Doses : Une cuillerée à café toutes les heures.

Boissons : Orge perlé, riz, infusions de violette, de mauve, etc.

3° La *scarlatine* ressemble à la rougeole. Les symptômes cependant ne sont pas tout à fait les mêmes. Il n'y a, au début de cette maladie, ni rhume de cerveau, ni toux persistante. Les yeux ne sont pas larmoyants. Mal de gorge. L'intérieur de la bouche a une teinte écarlate, d'où le nom donné à cette *fièvre*. L'éruption de la *scarlatine* est régulière et d'un rouge vif. Souvent les taches sont plus larges que celles de la *rougeole*.

Si, en appuyant sur ces taches, on s'apercevait qu'elles ne blanchissent pas, on aurait affaire au *miliaire pourpré*.

TRAITEMENT

Système homœopathique. — Ici encore nous répétons que la présence d'un médecin est pour le moins utile. Voici, en attendant mieux, ce que l'on devra donner au malade, qu'il s'agisse de la *scarlatine* ou du *miliaire pourpré* :

Aconitum, 6e dilution... 6 globules.
Eau.................. 6 cuillerées à bouche.
Belladona, 6e dilution.. 6 globules.
Eau.................. 6 cuillerées à bouche.

Alterner (un jour de l'un, un jour de l'autre).

Doses : Une cuillerée toutes les deux heures.

Le croup, la gangrène, l'hydropisie, sont les complications les plus ordinaires de cette maladie.

6° La *suette miliaire* débute par un vague malaise et une lassitude inexplicable. Vertige, perte d'appétit, peau sèche, palpitations, fièvre. Viennent ensuite les alternatives de froid et de chaleur, surtout aux extrémités, des maux de tête persistants, des étourdissements et des bruits dans les oreilles. Sueurs abondantes, d'une odeur fétide; éruption consistant en petites taches rouges, ayant au milieu une vésicule microscopique. L'urine devient alors épaisse, rouge et d'une odeur désagréable. Il y a oppression et quelquefois délire.

TRAITEMENT

Système homœopathique. — On pourra faire prendre au malade les remèdes suivants :

Aconitum, 6e dilution... 6 globules.
Eau.................. 6 cuillerées à bouche.

Doses : Une cuillerée toutes les deux heures.

Après cette première potion, que nous considérons comme à peu près nécessaire, on administrera :

Arsenicum album, 6e dilution. 6 globules.
Eau .... 6 cuillerées à bouche.

Doses : Une cuillerée toutes les deux heures.

Dans le cas où il y aurait délire, on reviendrait à *aconitum*, même dilution, même quantité ; une cuillerée toutes les heures. Si le malade n'était pas calmé par *aconitum*, on lui donnerait *belladona* de la même manière.

Observation. — La médecine ordinaire prescrit, en cas d'oppression, les sinapismes aux pieds. Quand les maux de tête sont violents, elle applique des sangsues à la base du crâne. Quelques médecins administrent, au début, une ou deux purgations. Régime sévère.

FIÈVRES INTERMITTENTES. — On appelle ainsi certaines fièvres dont les accès cessent et reviennent à des intervalles à peu près égaux. Cette affection est due généralement à l'absorption de miasmes marécageux, ou à une sorte d'intoxication produite par les émanations de végétaux décomposés.

Toute fièvre intermittente a une période de froid, une période de chaleur et une période de sueur.

La *fièvre quotidienne* est celle dont les accès reviennent tous les jours ; la *fièvre tierce*, celle dont les accès reviennent tous les deux jours ; la *fièvre quarte*, celle dont les accès reviennent tous les trois jours.

Quand il y a deux accès par jour, la fièvre est dite *double quotidienne* ; quand les accès de la *fièvre tierce* ne sont pas les mêmes aux jours pairs qu'aux jours impairs, on l'appelle *double tierce*. Lorsqu'on a la fièvre deux jours de suite, et qu'après un jour de calme, la fièvre reparaît le cinquième et le sixième jour, de manière à ce que la fièvre du cinquième jour ressemble à celle du premier, et celle du sixième à celle du deuxième, cette fièvre prend le nom de *fièvre double quarte*.

Les *fièvres intermittentes* sont bénignes, ou pernicieuses, ou irrégulières, ou symptomatiques.

Enfin, il y a les *fièvres rémittentes*.

TRAITEMENT DES FIÈVRES INTERMITTENTES

Médecine ordinaire. — La médecine ordinaire a un traitement d'une complication telle, qu'il nous serait difficile de le présenter d'une manière à le rendre pratique. Ce traitement, d'ailleurs, doit être modifié pour chaque variété de fièvre. Si nous traitions la question d'une manière complète, nous dépasserions de beaucoup les limites que nous nous sommes tracées.

Parmi les *fièvres intermittentes*, il en est d'ailleurs dont la terminaison est très-souvent fatale. Donc, nécessité pour le malade de recevoir les soins d'un médecin.

Système homœopathique. — Nous avons eu rarement occasion de traiter des fiévreux, le pays dans lequel nous avons exercé la médecine n'étant pas marécageux. Il faut donc que nous invoquions ici l'expérience de nos confrères. M. Prost-Lacuzon voudra bien nous permettre de le citer une fois de plus. Voici comment il s'exprime dans son *Formulaire*, ou *Guide homœopathique* (Chez Baillière fils, libraire, rue Hautefeuille, 19, à Paris) :

« Dans près de trois cents cas de fièvres paludéennes « (ou des marais), traitées par moi, ces deux seuls médi« caments (*arsenicum album* et *china*), quoique anti« dotes l'un de l'autre, ont toujours suffi (sauf trois

« cas), pour amener rapidement la guérison, quels que « soient le type et la non-régularité des stades.

« Voici ma prescription :

« *Arsenicum album*, 15e ou 30e dilution 7 globules.

« Selon l'état aigu ou chronique.

« *Eau* .... 90 grammes.

« *China*, 15e ou 30e dilution .... 7 globules.

« Selon l'état aigu ou chronique.

« *Eau*.......................... 90 grammes.

« Alterner ces deux médicaments (un jour de l'un, « un jour de l'autre), à la dose d'une cuillerée à bou- « che, matin et soir.

« Si, dans la *fièvre intermittente*, le malade se plaignait « de vives douleurs dans les jambes, qui le forcent à « crier, ou qui du moins seraient insupportables, on « donnerait de prime abord :

« *Arnica montana*, 15e dilution.... 7 globules.

« *Eau*.......................... 90 grammes.

« Doses : Une cuillerée de quatre heures en quatre « heures ».

Observation. — Nous nous abstenons d'indiquer le traitement à suivre pour la *fièvre pernicieuse* et la *fièvre irrégulière*, parce qu'elles exigent la présence d'un médecin. Il en est de même de la *fièvre symptomatique*, dont l'existence se lie toujours à un état morbide qu'il importe de guérir avant de se préoccuper de la fièvre.

FISSURES A L'ANUS, — FISTULES

Ces affections diverses exigent presque toujours l'intervention de la chirurgie. Il faut donc éviter de les traiter soi-même.

FLUEURS BLANCHES

Cette maladie, que les médecins allopathes trouvent si souvent rebelle, ne résiste que bien rarement à l'action de l'homœopathie. Nous avons bien des fois employé ce système, et presque toujours avec succès. Voici quels sont les remèdes que nous administrions :

Pulsatilla, 6e dilution . . 6 globules.
Eau . . . . 6 cuillerées à bouche.
Aconitum, 6e dilution . . . 6 globules.
Eau . . . . 6 cuillerées à bouche.

(Alterner un jour de l'un, un jour de l'autre).

Doses : Une cuillerée matin et soir.

Ces deux potions finies, nous donnions :

Arsenicum album, 6e dilution. 6 globules.
Eau . . . . 6 cuillerées à bouche.
Conium maculatum, 6e dilution 6 globules.
Eau . . . . 6 cuillerées à bouche.

(Alterner un jour de l'un, un jour de l'autre).

Doses : Une cuillerée matin et soir.

Nous recommencions ces deux derniers remèdes, jusqu'à ce que le mieux fût à peu près complet.

FLUXION

Pour guérir les *fluxions à la joue*, se frictionner avec l'*Elixir* des FRÈRES DAUPHINOIS.

Fluxion de POITRINE : voir ce dernier mot.

FOIE

L'inflammation du *foie* (*hépatite*) est aiguë ou chronique.

Voici à quels symptômes on reconnaît l'inflammation aiguë : Douleur sourde et continue dans la région supérieure du bas-ventre. Cette douleur s'étend quelquefois jusqu'à l'épaule droite. Elle est plus vive lorsque le malade respire fortement, tousse, ou imprime à son buste un mouvement quelconque. Bouche pâteuse et amère, maux de tête, perte d'appétit, fièvre, soif ardente. La peau et le blanc des yeux prennent une teinte jaune. Chez quelques malades, il y a nausées, vomissements, diarrhée ou constipation. La respiration est embarrassée. Cette maladie est d'une gravité incontestable, si surtout elle n'est pas traitée convenablement.

TRAITEMENT

Médecine ordinaire. — Les allopathes recourent aux saignées, aux cataplasmes, aux bains, aux lavements d'eau de mauve, de graine de lin, etc., aux purgations, et quelquefois au bistouri. Ce dernier moyen est employé toutes les fois qu'un abcès se forme du côté de la peau.

Système Raspail. — Purgations à l'huile de ricin plusieurs fois répétées ; lavements vermifuges, tous les deux jours ; compresses d'eau sédative sur le ventre et sur les reins, que l'on remplace par des applications de cérat camphré.

Système homœopathique. — Les homœopathes prescrivent au début les remèdes suivants :

Aconitum, 12ᵉ dilution.. 6 globules.
Eau .... 6 cuillerées à bouche.
Nux vomica, 6ᵉ dilution. 6 globules.
Eau .... 6 cuillerées à bouche.

Alterner (un jour de l'un, un jour de l'autre).

Doses : Une cuillerée toutes les quatre heures.

On répète ces deux médicaments. S'il y avait ballonnement de l'estomac, douleurs dans la tète, vertiges, délire, etc., on donnerait :

Belladona, 6ᵉ dilution. 6 globules.
Eau................ 6 cuillerées à bouche.

Doses : Une cuillerée toutes les heures.

Observation. — Est-il prudent de traiter soi-même cette maladie ? NON.

(Voir les mots Hydropisie et Jaunisse.)

FOLIE

(Voir Aliénation mentale)

FOULURE

(Voir Entorse)

FURONCLE

Le *furoncle* est une tumeur circonscrite. On ne sait pas quelles sont les causes qui produisent cette affection. Quelques médecins prétendent qu'elle se rattache parfois à un embarras d'estomac. Il est rare qu'un furoncle se montre isolément.

TRAITEMENT

Appliquer, au début, des cataplasmes émollients sur le siége du mal. Les remplacer ensuite par des topiques maturatifs (cataplasmes d'oignons cuits sous la cendre et pilés, etc.). — Une purgation est souvent utile.

Nous conseillons le remède suivant dont nous avons maintes fois constaté l'efficacité : Boire tous les jours, pendant une semaine ou deux, un litre d'eau de goudron. Nous ne saurions trop préconiser ce dépuratif.

Quant aux petits boutons de chaleur qui se montrent parfois au front, il suffira, pour les faire passer sans inconvénient, de se lotionner, soir et matin, avec l'[illegible] des Frères [illegible].

GALE

La *gale* est une éruption de petites vésicules transparentes, dont l'effet est de produire une démangeaison insupportable.

Cette éruption est due à la présence d'un insecte. Elle a surtout lieu entre les doigts, aux poignets, à l'aisselle, au ventre et aux plis des articulations.

TRAITEMENT

Médecine ordinaire. — Prenez [illegible] d'axonge [illegible] dix grammes de [illegible] de [illegible], cinq grammes de carbonate de potasse ; faites une pommade et frictionnez-vous [illegible] par jour.

Système Raspail. — Le traitement indiqué [illegible] [illegible] la plaie [illegible] lecteurs trouveraient ennuyeuse. Il est donc inutile que nous la donnions ici.

Nota. — Il en est de même pour les remèdes homœopathiques. La pommade dont nous venons d'indiquer la formule n'offre aucun danger et produit un effet presque [illegible].

GANGRÈNE

La *gangrène* est l'extinction de la vie organique dans une ou plusieurs parties du corps.

Il y a deux sortes de *gangrènes : l'interne* et *l'externe.*

La *gangrène interne* est celle qui atteint les viscères ou les tissus parenchymateux. Elle survient presque toujours à la suite d'une inflammation aiguë, quelle que soit la cause de cette inflammation. Il est difficile de reconnaître la présence de la *gangrène interne*. La disparition subite des symptômes alarmants et la cessation de [illegible] douleur, pendant une maladie aiguë, sont les seules choses qui puissent faire craindre cette complication.

[illegible] toujours [illegible] complète de [illegible] dans la partie du corps où elle se développe.

[illegible] l'extérieur vers le centre.

[illegible] insensible, [illegible]

[illegible]

sommes tracé nous empêche de donner à cette matière tous les développements qu'elle demanderait. Nous allons donc indiquer sommairement les moyens à prendre, soit pour prévenir la *gangrène*, soit pour en combattre les effets désastreux.

Pour la *gangrène interne*, le traitement homœopathique est le seul dont il soit possible d'attendre un résultat sérieux.

Si on veut éviter l'inflammation violente dont la *gangrène* est presque toujours la conséquence fatale, à la suite de coups, de contusions, de blessures, de brûlures, etc., etc., on aura recours aux sangsues, aux cataplasmes émollients, aux incisions, etc. — Quand on n'a pu éviter cette terminaison, la seule chose qu'il y ait à faire c'est d'appeler un médecin.

En attendant, nous engageons nos lecteurs à panser la blessure ou la plaie avec l'*Elixir* pur des Frères Dauphinois. C'est un antiseptique d'une valeur incontestable.

Système homœopathique. — La médecine ordinaire étant impuissante contre la *gangrène interne*, le malade fera bien de recourir à l'homœopathie. Nous n'avons jamais eu occasion d'expérimenter ces sortes de médicaments. Cela étant, nous allons une fois de plus invoquer l'autorité de celui de nos confrères que nous avons déjà cité à diverses reprises.

M. Prost-Lacuzon préconise trois remèdes. Il conseille d'administrer d'abord :

Arsenicum album, 6ᵉ dilution	6 globules.
Eau	6 cuillerées à bouche.
Lachesis, 6ᵉ dilution........	6 globules.
Eau	6 cuillerées à bouche.

Alterner (un le matin, l'autre le soir).

Doses : Une cuillerée à café toutes les deux heures.

S'il n'y avait aucune amélioration, on prescrirait :
Lachesis, 30e dilution....... 6 globules.
Eau...................... 6 cuillerées à bouche.
Mercurius vivus............. 6 globules.
Eau...................... 6 cuillerées à bouche.
Alterner (un le matin, l'autre le soir).
Doses : Une cuillerée à café toutes les deux heures.
Lorsque les parties affectées sont brunes, dures et cacornies, le même praticien conseille d'administrer :
Secale cornutum, 6e dilution. 6 globules.
Eau...................... 6 cuillerées à bouche.
Doses : Une cuillerée à café toutes les trois heures.

GASTRITE, — GASTRALGIE

(Voir Aigreurs d'Estomac)

GENCIVES

(Voir Bouche et Dents)

GERÇURES

On guérit les *gerçures* avec la pommade camphrée, ou mieux encore avec une pommade composée d'axonge (graisse de porc épurée), de goudron et d'*Elixir* des Frères Dauphinois. On mêle les trois, de manière à ce que la préparation soit consistante. Il doit y avoir assez de goudron pour que la pommade ait une couleur de brique.

GLAIRES

Deux ou trois purgatifs suffiront pour débarrasser l'estomac des *glaires* dont il est chargé.

(Voir le mot Catarrhe.)

GLANDES

Pour les *glandes* du sein, voir le mot Cancer. Pour les *glandes* scrofuleuses, voir le mot Ecrouelles.

GOITRE

Nous n'avons pas besoin de définir le *goître*, tout le monde sait ce que c'est. Il est dû, à ce que l'on croit, à l'usage des eaux de montagne, provenant de la fonte des neiges et chargées de principes calcaires.

TRAITEMENT

Au début, cette difformité est facile à guérir. Passé quarante ans, elle est à peu près incurable.

Médecine ordinaire. — La première chose à faire, c'est d'envoyer le malade sous un autre climat. Après cela, on administre de l'iode à l'intérieur (vingt gouttes dans un verre de tisane), et à l'extérieur (axonge, ou graisse de porc épurée, quarante grammes ; hydriodate de potasse, quatre grammes). Mêler avec soin, et frictionner.

Système homœopathique. — Donner au malade les deux remèdes suivants :

Iodium, 12e dilution.........	6 globules.
Eau	6 cuillerées à bouche.
Calcarea carbonica, 12e dilution	6 globules.
Eau	6 cuillerées à bouche.

Alterner (un jour de l'un, un jour de l'autre).

Doses : Une cuillerée matin et soir.

On peut aussi administrer *spongia tosta* à la place de *calcarea*, même dilution, mêmes doses, alternée avec *iodium*.

GONFLEMENT

(Voir Hydropisie)

GORGE (MALADIES DE LA)

Cette maladie peut affecter diverses parties de la *gorge* et se présenter sous des aspects différents. De là cette variété de dénominations qu'elle reçoit.

On l'appelle successivement, suivant les circonstances, *angine gutturale*, *angine pharyngée*, *angine couenneuse*, *angine tonsillaire*, *angine gangréneuse*, etc.

1° L'*angine gutturale*, que l'on confond souvent avec l'*angine pharyngée*, est une inflammation de la muqueuse qui occupe le voile et les piliers du palais, l'isthme du gosier, la luette, les amygdales et le pharynx.

Symptômes : Sécheresse plus ou moins douloureuse dans la gorge, difficulté d'avaler, couleur rouge et luisante, mucus occupant les amygdales et le fond du palais. Les amygdales finissent par prendre une teinte grisâtre. La luette se gonfle, s'allonge et devient gênante. Perte d'appétit, mauvaise bouche, fièvre, soif continue.

2° L'*angine pharyngée* présente les mêmes symptômes que la précédente, avec cette différence qu'ils sont moins douloureux. Seulement, il y a en plus une toux aussi tenace que fatigante.

TRAITEMENT

Médecine ordinaire. — Boissons émollientes (mauve, guimauve, violette, chiendent, etc.). Si la maladie présente de la gravité, on peut appliquer quelques sangsues. Lorsqu'il y a embarras gastrique, on administre un vomitif ou une purgation (huile de ricin, cinquante ou soixante grammes). Gargarismes astringents. (*Elixir* des Frères Dauphinois, mélangé d'eau dans la proportion d'une moitié.)

Si l'*angine gutturale* était chronique, il faudrait consulter un médecin.

Système homœopathique. — Prendre d'abord les deux médicaments que voici :

Aconitum, 12e dilution...... 6 globules.
Eau.................... 6 cuillerées à bouche.
Mercurius vivus, 12e dilution. 6 globules.
Eau.................... 6 cuillerées à bouche.

Alterner (le matin de l'un, le soir de l'autre).

Doses : Une cuillerée toutes les deux heures.

S'il n'y avait pas amélioration, on donnerait :

Belladona, 12e dilution ... 6 globules.
Eau.................. 6 cuillerées à bouche.

Doses : Une cuillerée toutes les heures.

Ce traitement peut être appliqué à l'*angine gutturale* et à l'*angine pharyngée*.

3° L'*angine couenneuse* affecte les mêmes parties de la *gorge* que les deux précédentes, mais elle est beaucoup plus dangereuse, surtout pour les enfants. Comme le *croup* et le *faux croup*, avec lesquels on la confond souvent, l'*angine couenneuse* débute par un malaise vague, indéterminé. Il y a courbature, frissons, mal de gorge. Les glandes sous-maxillaires sont quelquefois enflées. Au fond du palais et aux amygdales, on remarque un certain nombre de taches blanchâtres.

Nous ne croyons pas devoir indiquer un traitement pour cette maladie ; elle exige la présence d'un médecin. Ainsi donc, avis aux parents qui remarqueront chez l'un de leurs enfants les symptômes que nous venons d'énumérer. Qu'ils n'oublient pas que tout retard peut être fatal ; car ils seront en présence d'une *angine couenneuse* ou du *croup*, deux affections également redoutables.

Lorsque l'*angine couenneuse* ou le *croup* se terminent par la gangrène, ces deux maladies prennent le nom d'*angine gangréneuse* et aboutissent toujours à la mort.

4° L'*angine tonsillaire* n'est autre chose qu'une inflammation des amygdales. On l'appelle encore *esquinancie*. Voici quels en sont les symptômes : Douleur et sécheresse dans la gorge, difficulté d'avaler, légers frissons accompagnés de fièvre. Déglutition difficile, douloureuse, parole presque éteinte.

TRAITEMENT

Le traitement est à peu près le même que pour l'*angine gutturale*. Y ajouter des lavements et des gargarismes adoucissants (eau de mauve ou de guimauve, édulcorée avec du miel). Même observation pour le système homœopathique.

GOUTTE

Selon toute probabilité, — car les opinions sont divisées sur ce point, — la goutte n'est autre chose qu'une espèce de rhumatisme. Il en est de même de la *goutte sciatique.*

Nous renvoyons donc nos lecteurs au mot RHUMATISME. Pour la *goutte sereine*, voir le mot YEUX.

GRAVELLE

(Voir Maladies de la VESSIE)

GRIPPE

(Voir BRONCHITE)

HALLUCINATION

(Voir ALIÉNATION MENTALE)

HAUT-MAL

(Voir ÉPILEPSIE)

HÉMORRAGIE

Nous avons traité la question de l'*hémorragie céré-*

brale au mot APOPLEXIE, et de l'*hémorragie pulmonaire* à l'article CRACHEMENTS DE SANG. Nous allons dire quelques mots de l'*hémorragie nasale* (saignement de nez).

TRAITEMENT

Le saignement du nez peut provenir d'une exubérance de vitalité : en ce cas, il ne faut pas chercher à en arrêter le cours. Il peut être le prélude d'une fièvre aiguë, de la fièvre typhoïde, par exemple : un traitement spécial serait alors inutile. L'*hémorragie*, d'ailleurs, ne durera pas longtemps. Il peut provenir enfin d'un état de faiblesse générale, qui s'aggraverait tout naturellement encore par la perte du sang : il importe donc, dans cette hypothèse, de l'arrêter le plus promptement possible.

Si le saignement du nez survient pendant le cours d'une maladie aiguë, on doit le considérer comme un pronostic des plus favorables.

Voici quels sont les moyens généralement employés pour arrêter l'*hémorragie nasale* : Les gens du peuple élèvent le bras qui correspond à la narine d'où s'échappe le sang, et le tiennent pendant quelque temps dans cette position. Si ce remède mécanique ne suffit pas, ils se font mettre sur le front et derrière le cou, entre les deux épaules, des linges trempés dans de l'eau froide. On pourra également renifler de l'eau vinaigrée, ou recourir à la moutarde, que l'on aurait soin de se mettre sous la plante des pieds.

HÉMORROÏDES

(Voir Maladies de l'ANUS)

HERNIE

Cette infirmité se rattache à la chirurgie plutôt qu'à la médecine. Nous croyons donc inutile d'en faire ici une étude particulière. Qu'il nous suffise de dire à ceux qui ont le malheur d'en être atteints : Consultez un bon médecin et suivez scrupuleusement ses avis. Traitées au début et d'une manière intelligente, les *hernies* peuvent guérir complétement.

HERPÈS

(Voir Dartres)

HOQUET

(Voir Baillements)

HYDROPISIE

L'*hydropisie* prend un nom particulier et exige un traitement spécial suivant la partie du corps qu'elle affecte, ou selon qu'elle est *active*, *passive*, ou *symptomatique*.

L'*hydropisie active* a pour cause une inflammation de la membrane séreuse. L'*hydropisie passive* est produite par l'appauvrissement du sang. L'*hydropisie symptomatique* vient d'un état de gène dans la circulation du sang.

Ainsi : inflammation, anémie, engorgement du foie, anévrisme du cœur, obstruction des vaisseaux, ligature des membres, altérations de la peau, des reins, du foie, etc.; voilà quelles sont les causes diverses qui donnent lieu à l'*hydropisie*. D'après cela, il est facile de comprendre que l'on ne peut pas prescrire un traitement général pour guérir une affection qui a des causes si différentes.

Les diverses *hydropisies* dont nous parlerons ici sont : l'*anasarque*, ou hydropisie du tissu cellulaire ; l'*hydropisie articulaire*, l'*hydropisie* de la *poitrine*, du *ventre*, du *genou*, du *cerveau*.

TRAITEMENT

Médecine ordinaire. — La médecine allopathique n'obtient que des résultats fort douteux dans le traitement de l'*anasarque* et autres *hydropisies*.

Lorsque l'*hydropisie* est *active*, on prescrit le repos, les bains, les boissons sudorifiques (sureau, tilleul), les boissons diurétiques (telles que la tisane de chiendent nitrée). Si l'*hydropisie* est *passive*, on a recours aux toniques, aux ferrugineux et aux fortifiants. Enfin, toutes les fois que l'*hydropisie* est le produit d'une affection organique, c'est cette affection que l'on attaque d'abord.

L'*hydropisie articulaire* est ordinairement le résultat de douleurs rhumatismales, de marches forcées, etc. Voici comment on la traite : Sangsues, frictions avec l'onguent mercuriel, cataplasmes, purgations, vésicatoires, cautères. Nous donnons en peu de mots les divers moyens que les médecins allopathes ont coutume d'employer, trop souvent, hélas ! en pure perte.

Le traitement de l'*hydropisie* de la *poitrine*, du *ventre*, et du *genou*, est le même que celui de l'*anasarque* et de l'*hydropisie articulaire*. Quant à l'*hydropisie* du *cerveau*, l'allopathie renonce à la traiter.

Système homœopathique. — Nous n'avons jamais obtenu de la médecine ordinaire un seul résultat vraiment satisfaisant. Il n'en est pas de même de l'homœopathie. Nous pourrions citer plus de vingt cas de guérison dus à l'emploi de ce système.

Pour l'*anasarque*, nous avons toujours administré les remèdes suivants :

Arsenicum album, 6ᵉ dilution	6 globules.
Eau......................	6 cuillerées à bouche.
Digitalis purpurea, 6 dilution.	6 globules.
Eau......................	6 cuillerées à bouche.

Digitalis produit un excellent effet lorsque l'*hydropisie* a pour cause une obstruction du cœur.

Alterner (un jour de l'un, un jour de l'autre).

Doses : Une cuillerée toutes les deux heures.

On peut remplacer *digitalis* par *china* et *ferrum metallicum* dans le cas où le malade serait faible et anémique (pauvreté de sang).

On ne doit jamais suspendre *arsenicum*.

Pour l'*hydropisie des jambes* et de la *poitrine*, le traitement est le même que pour l'*anasarque*. Quelques médecins conseillent de mettre *lachesis* à la place de *china* et de *ferrum metallicum*. Même observation pour l'*hydropisie* du ventre.

[illegible] *hydropisie* [illegible] devra [illegible] au moyen des remèdes que l'on emploie d'ordinaire contre la maladie en question. (Voir le mot [illegible] Th[illegible]

[illegible]

Arsenicum album, 6e dilution	6 globules.
Eau	6 cuillerées à bouche.
China, 6e dilution	6 globules.
Eau	6 cuillerées à bouche.

Alterner (un jour de l'un, un jour de l'autre).

Doses : Une cuillerée toutes les deux heures.

Nous avons quelquefois fait prendre :

Aconitum, 6e dilution.......	6 globules.
Eau	6 cuillerées à bouche.
Arsenicum album, 6e dilution	6 globules.
Eau	6 cuillerées à bouche.

Mêmes doses. Alterner comme ci-dessus.

Pour l'*hydropisie* du *cerveau*, les homœopathes administrent *calcarea carbonica* et *sulfur*, de la même façon que les remèdes précédents.

INDIGESTION

Nous croyons parfaitement inutile de donner de l'*indigestion* une définition quelconque.

TRAITEMENT

Si l'*indigestion* provient d'une maladie de l'estomac, il faut commencer par détruire la cause du mal. Si, au contraire, elle est accidentelle, comme cela arrive dans la plupart des cas, on pourra s'en débarrasser facilement et promptement au moyen de l'[illegible] [illegible]-[illegible].

Imprégner de [illegible] quatre morceaux de sucre et les prendre successivement, à cinq minutes de [illegible]

[illegible]

des Carmes. Nous ferons seulement observer que le degré alcoolique des deux derniers produits étant très-élevé, il y aurait quelque danger à en faire souvent usage.

IVRESSE

Nous nous plaisons à supposer qu'aucun de nos lecteurs n'est atteint de cette maladie. Quoi qu'il en soit, nous devons faire observer en passant que jamais l'abus des alcools n'a été si dangereux que de nos jours; car on ne trouve plus dans le commerce que des produits de mauvaise nature. L'eau-de-vie de betterave, de pommes de terre, de garance, de grains et de sciure de bois, a remplacé l'eau-de-vie de raisin. Aussi l'*ivresse* n'a plus le même caractère qu'autrefois. Nos pères avaient de l'esprit, alors même qu'ils abusaient du plaisir de la table, parce qu'ils se bornaient à boire des vins purs de tout mélange. Aujourd'hui, ivrognerie et abrutissement sont deux mots synonymes. L'ivrogne vit peu et son existence est marquée au coin de la stupidité.

JAUNISSE

La *jaunisse,* ou *ictère*, est une maladie du foie, qui se révèle par la coloration en jaune de la peau.

La *jaunisse* arrive parfois insensiblement. Les yeux et les ailes du nez commencent à jaunir. Puis cette couleur s'étend à toute la figure et, de là, gagne les pieds, les mains et le reste du corps. Elle est presque toujours précédée de nausées et de courbature. Démangeaisons à la peau. Perte d'appétit, soif continue, urines épaisses et couleur de brique, matières fécales blanchâtres, constipation.

Lorsque la *jaunisse* est accompagnée de syncopes, de frissons, de vomissements, d'hémorragies, etc., la situation du malade est gravement compromise.

TRAITEMENT

Médecine ordinaire. — Si la *jaunisse* est due à un trouble local, à une irritation du foie, par exemple, à une peine morale, etc., on devra recourir aux moyens suivants : Sangsues à l'anus, boissons délayantes, purgation à l'huile de ricin (cinquante ou soixante grammes).

Système homœopathique. — Les homœopathes préconisent les remèdes suivants :

Nux vomica, 12e dilution.	6 globules.
Eau	6 cuillerées à bouche.

Doses : Une cuillerée toutes les quatre heures.

Après *nux*, on donnera :

Mercurius virus, 6e dilution.	6 globules.
Eau	6 cuillerées à bouche.
China, 6e dilution.........	6 globules.
Eau	6 cuillerées à bouche.

LARYNX

(Voir Gorge)

LÈVRES

Les *lèvres* sont le siége de plusieurs affections plus ou moins graves. Nous ne parlerons ici que des *gerçures* qui s'y produisent.

On les guérit facilement au moyen de quelques onctions avec la pommade à la rose, ou le cérat camphré. Les petites ulcérations dont certaines personnes sont parfois atteintes à la partie interne des *lèvres* ne tardent pas à disparaître, si on a soin de les toucher de temps à autre avec de la charpie imbibée d'*Élixir végétal* des Frères Dauphinois.

LUETTE

(Voir Gorge)

LUMBAGO

Le *lumbago* est un rhumatisme qui occupe la région inférieure du dos.

Quelquefois cette affection est d'une violence telle que le malade est forcé de garder un repos absolu. En ce cas, la médecine allopathique prescrit, soit la saignée, soit les sangsues. Lorsque l'affection n'a pas un caractère aigu, on peut se borner à une purgation, à des infusions de coquelicot et à des cataplasmes.

Les homœopathes, dont nous n'avons jamais expérimenté le genre de médication, prescrivent les remèdes suivants :

Nux vomica, 6e dilution ...... 6 globules.
Eau .... 6 cuillerées à bouche.
Rhus toxidodendron, 6e dilution 6 globules.
Eau .... 6 cuillerées à bouche.

Alterner (le matin de l'un, le soir de l'autre).

Doses : Une cuillerée toutes les quatre heures.

MEURTRISSURES

(Voir Plaies)

MIGRAINE

La plupart des médecins définissent la *migraine* une névralgie du cerveau, ce qui ne les empêche pas d'avouer qu'ils ignorent complètement quelle peut être la cause de cette maladie, d'ailleurs peu dangereuse.

D'autres affirment que la *migraine* vient toujours d'une affection de l'estomac.

Tous avouent qu'il est inutile, sinon dangereux, de faire des remèdes contre cette affection. Leur mode de traitement se résume dans ces trois mots : silence, obscurité, repos. Après cela, si le malade n'est pas satisfait, c'est une preuve qu'il est difficile à contenter.

Les homœopathes sont plus hardis. Opèrent-ils des cures? Peut-être. En tout cas, voici les remèdes qu'ils prescrivent :

Si le malade est sujet à la constipation, on lui fera prendre :

Nux vomica, 6e dilution. 6 globules.
Eau .... 6 cuillerées à bouche.

Pulsatilla, 6e dilution .. 6 globules.
Eau .... 6 cuillerées à bouche.

Alterner (le matin de l'un, le soir de l'autre).

Doses : Une cuillerée toutes les heures.

Si ces deux médicaments n'agissent pas, donnez :

Glonoïnum, 12e dilution. 6 globules.
Eau .... 6 cuillerées à bouche.

Doses : Une cuillerée de quatre heures en quatre heures.

M. Prost-Lacuzon préconise ce dernier remède dans son *Formulaire*, et le signale comme *embrassant dans sa sphère d'action toutes les variétés de la migraine.*

Aux personnes qui ont un tempérament sanguin, on peut conseiller *aconitum* et *nux*, même dilution, mêmes doses, alternés (une fois de l'un, une fois de l'autre).

MISÉRÉRÉ

Le *miséréré*, la plus terrible de toutes les coliques, est heureusement fort rare. L'étranglement d'une hernie, la présence d'une tumeur ou d'un corps étranger dans l'intestin, l'accumulation des matières fécales, etc., peuvent produire cette maladie. Si elle est due à la première des causes que nous venons d'énumérer, il faut, sans retard, opérer la réduction.

TRAITEMENT

Médecine ordinaire. — Si la colique est nerveuse on doit recourir aux moyens indiqués à l'article Gastralgie. Dans le cas où il y aurait embarras stercoral, on fera appel aux lavements, aux sangsues, aux bains, etc. Quelques médecins conseillent d'avaler des corps durs, des balles de plomb, par exemple.

Système Raspail. — Purgation (huile de ricin, forte dose), lavements, lotions à l'eau sédative, frictions avec la pommade camphrée.

Plantes médicinales. — Prendre plusieurs morceaux de sucre imprégnés d'*Elixir végétal* des Frères Dauphinois ; se frictionner le ventre avec le même produit. Puis s'administrer deux ou trois lavements préparés de la manière suivante : On fait bouillir, dans un litre d'eau, additionné d'un bon verre de vinaigre, une poignée de racine de guimauve, une poignée de mercuriale, autant de camomille, de rue, de valériane et d'angélique. Passez la liqueur et ajoutez-y trente grammes d'huile et deux grains d'opium. A défaut d'opium, mettez avec les plantes qui précèdent une tête de pavot.

Comme le *miséréré* pourrait être occasionné par la présence, dans l'estomac et l'intestin, d'une surabondance de gaz, on fera bien d'avaler trois ou quatre grammes de charbon de bois pilé, comme nous l'avons dit au mot Dyspepsie.

OBÉSITÉ

L'*obésité* n'est pas facile à guérir, mais on peut l'éviter au moyen du régime et de l'exercice à pied. On mangera peu de viande, et beaucoup d'aliments herbacés. Les diurétiques seront très-utiles, ainsi que les plats de haut goût. Dormir le moins possible.

ONGLES

Les diverses maladies de l'ongle, l'*ongle incarné*, entre autres, sont du domaine de la chirurgie. Nous traiterons cette question dans notre brochure sur la *Chirurgie domestique*.

OPHTHALMIE

L'*ophthalmie*, vulgairement appelée *mal d'yeux*, est une inflammation d'une ou plusieurs parties de l'appareil visuel.

L'*ophthalmie* est *aiguë* ou *chronique*.

Si l'*ophthalmie* était entretenue par la présence dans l'œil d'un corps étranger, il faudrait tout d'abord se débarrasser de la cause du mal. Ensuite, on suivrait l'un des traitements que nous allons indiquer.

Les symptômes de l'*ophthalmie* simple sont les suivants : Rougeur du globe de l'œil et de la muqueuse qui l'unit aux paupières ; chaleur et cuisson ; tendance à larmoyer constamment : l'œil ne peut s'empêcher de se fermer en face de la lumière ; il semble que l'on a sous les paupières de petits grains de sable.

TRAITEMENT

Médecine ordinaire. — Bains de pieds, lavements, purgations (huile de ricin, cinquante grammes). Si ces moyens sont insuffisants, on recourt à l'eau blanche, avec laquelle on lave les paupières deux ou trois fois par jour. Un vésicatoire sera toujours très-utile.

Système homœopathique. — Nous avons souvent

employé les remèdes homœopathiques contre cette affection. Ils ont produit neuf fois sur dix les meilleurs résultats. Voici ce que nous administrions :

Aconitum, 6e dilution ..	6 globules.
Eau	6 cuillerées à bouche.
Nux vomica, 6e dilution.	6 globules.
Eau	6 cuillerées à bouche.

Alterner (un jour de l'un, un jour de l'autre).

Doses : Une cuillerée matin et soir.

Quelquefois, nous avons fait prendre *arsenicum album*, même dilution et mêmes doses que *nux* et *aconitum*.

Si l'*ophthalmie* est le résultat d'une contusion, on suivra le même traitement, sauf que l'on remplacera *nux* par *arnica montana*, 6e dilution, 6 globules, 6 cuillerées d'eau, mêmes doses. Alterner avec *aconitum*.

Pour l'*ophthalmie chronique*, on administrera :

Aconitum album, 6e dilution.	6 globules.
Eau	6 cuillerées à bouche.

Une cuillerée toutes les quatre heures.

Immédiatement après, on donnera :

Arsenicum album, 12e dilution..	6 globules.
Eau	6 cuillerées à bouche.
Calcarea carbonica, 12e dilution.	6 globules.
Eau	6 cuillerées à bouche.

Alterner (un jour de l'un, un jour de l'autre).

Doses : Une cuillerée matin et soir.

OPHTHALMIE PURULENTE. — Cette *ophthalmie* est peut-être la plus redoutable de toutes. Si elle n'est pas traitée avec énergie et promptement, la perte de la vue est inévitable. Voici quels sont les principaux symptômes de cette affection : Les yeux ne peuvent pas supporter la lumière, les paupières sont rouges et enflées ;

une matière crémeuse sort de l'œil et coule le long des joues. Cette humeur ne tarde pas à ulcérer le globe de l'œil qui s'atrophie en peu de temps.

TRAITEMENT

Médecine ordinaire. — Sangsues aux oreilles et aux tempes, et, si les sangsues ne suffisent pas, saignée générale ; vésicatoires, purgatifs répétés. Le mieux est de voir un médecin.

OPHTHALMIE DES NOUVEAU-NÉS. — Nous n'avons pas besoin de faire la description de cette maladie. Elle est suffisamment connue. Les paupières sont rouges, une matière muco-purulente sort de l'œil et colle les paupières l'une contre l'autre, surtout pendant le sommeil. Quelquefois ces divers symptômes s'aggravent, ou vont diminuant d'eux-mêmes et disparaissent pour ne plus revenir.

TRAITEMENT

Médecine ordinaire. — Au début de la maladie, il suffit de prendre quelques mesures de propreté pour rendre l'œil à son état primitif. Des lotions avec de l'eau de mauve produiront toujours un bon effet. Si le mal s'aggravait, on ferait à la tempe une application de petites sangsues (deux ou trois). Un purgatif (*ipecacuana*), et une ou deux mouches de Milan seront aussi très-utiles.

OPHTHALMIE SCROFULEUSE. — Les caractères de cette maladie sont presque les mêmes que ceux de l'*ophthalmie* ordinaire à l'état aigu. Le bord de la paupière est souvent renversé. Teint jaunâtre, apparence chétive. Parfois, au contraire, la face est bouffie et les couleurs sont vives. Les glandes maxillaires sont toujours engorgées.

TRAITEMENT

Système homœopathique. — *L'ophthalmie scrofuleuse* est très-longue à guérir. Nous ne croyons pas qu'il soit possible d'obtenir un résultat sérieux par l'emploi des remèdes allopathiques. Le mieux, par conséquent, sera de recourir à l'homœopathie :

On donnera d'abord :

Ferrum metallicum, 6e dilution. 6 globules.
Eau .... 6 cuillerées à bouche.

Une cuillerée matin et soir.

Cette potion finie, on commencera les deux remèdes suivants :

Calcarea carbonica, 12e dilution. 6 globules.
Eau .... 6 cuillerées à bouche.
Sulfur, 12e dilution.......... 6 globules.
Eau .... 6 cuillerées à bouche.

Alterner (un jour de l'un, un jour de l'autre).

Doses : Une cuillerée matin et soir.

Quatre jours de repos.

Recommencer ensuite les mêmes remèdes.

La plupart des médecins homœopathes prescrivent encore : *Nux juglans*, 12e dilution, 6 globules, 6 cuillerées d'eau. Doses : Une cuillerée tous les matins.

OPHTHALMIE DES PAUPIÈRES. — Le traitement est le même que pour l'*ophthalmie* des nouveau-nés, à moins que cette affection ne soit chronique.

L'*ophthalmie des paupières* atteignant les adultes aussi bien que les enfants, il faut modifier le traitement, de manière à le rendre plus actif. — Sangsues, vésicatoires, purgations.

Les homœopathes font prendre : *aconitum* et *pulsatilla*, 6e dilution, 6 globules de chaque, et 6 cuillerées d'eau. Alterner (un jour de l'un, un jour de l'autre). Doses : Une cuillerée matin et soir. On pourra recourir aussi à *belladona* et à *arsenicum*, que l'on prendra comme *aconitum* et *pulsatilla*.

OREILLES, — OUÏE, — SURDITÉ

Il faudrait écrire tout un volume si on voulait traiter convenablement cette question, l'une des plus compliquées et des plus difficiles que le médecin ait à examiner. Nous nous bornerons donc à dire à nos lecteurs : Si votre surdité est récente et si vous soupçonnez qu'elle a pour principe une congestion cérébrale, une névralgie, ou la présence de certaines humeurs dans l'appareil auditif, appliquez-vous des sangsues, recourez aux remèdes employés contre les névralgies et aux vésicatoires. Les purgatifs sont aussi, dans certains cas, d'une grande utilité.

Lorsque la surdité tient à la présence, dans le tuyau de l'oreille, d'une certaine quantité de cérumen, il faut s'en débarrasser par les moyens ordinaires.

PALES COULEURS (CHLOROSE)

La *chlorose* n'atteint jamais le jeune homme. Elle est spécialement réservée au sexe féminin, et, en particulier, aux jeunes filles. A quelle cause peut-on attribuer cette maladie ? Nous l'ignorons, et nos confrères, probablement, l'ignorent comme nous.

TRAITEMENT

Médecine ordinaire. — Le traitement de la *chlorose* se borne aux prescriptions suivantes : Régime fortifiant ; viandes rôties, vin vieux, exercice, distractions. Comme remède : Eau ferrée.

Système homœopathique. — L'homœopathie est peut-être moins impuissante que la médecine ordinaire, en présence de cette maladie. Nous avons plusieurs fois employé les remèdes suivants, et, nous pouvons le dire, avec quelque succès :

Aconitum, 6e dilution .... 6 globules.
Eau .... 6 cuillerées à bouche.
Ferrum metallicum, 6e dilution. 6 globules.
Eau .... 6 cuillerées à bouche.

Alterner (un jour de l'un, un jour de l'autre).

Doses : Une cuillerée matin et soir.

Ces deux potions achevées, on remplacera *aconitum* par *pulsatilla* que l'on prendra concurremment avec *ferrum*. (Du *Traitement homœopathique des Maladies des femmes*. Paris, chez Baillère, éditeur.)

M. Prost-Lacuzon signale *zinziber*, pris à la 6e dilution, comme lui ayant rendu de sérieux services.

PANARIS

Nos lecteurs n'ont pas besoin que nous leur donnions la définition du *panaris*. L'expérience ne leur a que trop appris, peut-être, en quoi consiste cette affection. Le *panaris* est souvent redoutable, puisque la suppuration qui en est la suite peut amener la perte du doigt où est le siége du mal.

TRAITEMENT

Médecine ordinaire. — Tout le traitement se borne en ceci : Incision, bains émollients, cataplasmes maturatifs, sangsues.

Plantes médicinales. — N'attendez pas que le mal se soit développé pour faire des remèdes. Dès le début, prenez un citron, percez-le et mettez votre doigt dedans : vous ferez ainsi avorter le *panaris*.

PAUPIÈRES

(Voir Ophthalmie)

PÉRITONITE

La *péritonite* est une inflammation de la membrane séreuse du ventre.

Il y a la *péritonite simple*, la *péritonite puerpérale*, la *péritonite aiguë* et la *péritonite chronique*.

La *péritonite aiguë* débute par des frissons. Douleur au nombril, dans les flancs et le bas-ventre. La moindre pression suffit pour exaspérer cette douleur. Nausées, vomissements, hoquets. L'abdomen est quelquefois aplati, mais plus souvent encore ballonné. Le malade est constipé. Grande altération dans les traits du visage.

La *péritonite chronique* se présente avec les mêmes symptômes ; mais ils n'ont pas un caractère aussi alarmant que dans la *péritonite aiguë*.

TRAITEMENT

Médecine ordinaire. — Une, deux ou même trois saignées, sangsues (vingt-cinq ou trente) sur la partie douloureuse du ventre. Si les sangsues ne produisent pas l'effet qu'elles devraient produire, application d'un large vésicatoire; lavements tous les jours; boissons adoucissantes. Le mieux est de consulter un médecin.

Le traitement de la *péritonite chronique* est le même, à peu de chose près. Il faudra seulement remplacer la saignée par les sangsues.

Système homœopathique. — En attendant l'arrivée du médecin, on pourra donner au malade les deux remèdes suivants :

Aconitum, 6e dilution...	6 globules.
Eau	6 cuillerées à bouche.
Nux vomica, 6e dilution.	6 globules.
Eau...........	6 cuillerées à bouche.

Alterner (une fois de l'un, une fois de l'autre).

Doses : Une cuillerée toutes les heures.

Observation. — Les deux traitements que nous venons d'indiquer doivent être également suivis pour les cas de *péritonite* survenant à la suite des couches.

PLAIES

Les *plaies* sont produites par des instruments tranchants, piquants ou contondants. Il y en a aussi qui sont le résultat de tractions plus ou moins violentes, ou de blessures faites par les armes à feu.

Si la *plaie* est grave, il ne faut pas négliger de recourir à un médecin. Si elle n'offre rien de bien dangereux, voici de quelle manière on pourra la traiter.

TRAITEMENT

Lorsqu'on est en présence d'une coupure, on a soin de bien laver la plaie avec l'*Elixir végétal* des FRÈRES DAUPHINOIS mélangé d'eau (moitié de chaque). Puis, on rapproche les lèvres de la blessure, que l'on tient réunies au moyen d'une bandelette de linge bien propre, et on met par dessus des compresses imbibées d'*Elixir* (moitié *Elixir*, moitié eau). En vingt-quatre heures, grâce à l'efficacité de ce remède, on peut amener la cicatrisation d'une coupure de profondeur moyenne.

Quand la *plaie* a été faite par un instrument piquant ou un instrument contondant, la guérison n'en est pas moins assurée, mais elle met plus longtemps à se produire. — Nous sommes parvenu, au moyen de ce pansement, à guérir des *plaies* ulcéreuses et jusque-là rebelles à tous les traitements, dans un espace de huit à dix jours.

PLEURÉSIE

La *pleurésie* n'est autre chose que l'inflammation de la membrane séreuse qui enveloppe les poumons. Elle s'étend quelquefois à droite et à gauche. Alors elle est dite *double*. Parfois aussi, elle est limitée à un seul point. En ce cas, on dit qu'elle est *partielle*. — La *pleurésie* est ordinairement le résultat d'une transition subite de l'état de sueur à un froid plus ou moins violent. De là l'expression de *sueur rentrée*, dont se servent les habitants de la campagne pour désigner ce genre de maladie. La *pleurésie*, lorsqu'elle n'est pas la suite d'une imprudence commise par le malade et qu'elle arrive inopinément, peut être considérée, neuf fois sur dix, comme symptomatique d'un état tuberculeux des poumons.

La *pleurésie* débute presque toujours par des frissons. Le malaise est général : l'appétit s'en va ; la soif et la fièvre le remplacent. Bientôt le malade ressent une douleur vive, fixe, sous la mamelle droite ou gauche, quelquefois sous l'une et l'autre en même temps. La respiration est gênée. Il est des cas où ces divers symptômes sont accompagnés d'une toux sèche.

Lorsque le malade rejette des crachats couleur de brique, ce n'est plus à une *pleurésie*, mais à une *pneumonie* que l'on a affaire.

La différence entre ces deux maladies, c'est que la *pleurésie* est l'inflammation de la membrane séreuse qui enveloppe les poumons, tandis que la *pneumonie* est une inflammation du tissu des poumons. Cette distinction est d'ailleurs parfaitement oiseuse au point de vue pratique, puisque le traitement est le même.

TRAITEMENT

Médecine ordinaire. — Les allopathes conseillent de saigner le malade si le malade est fort et d'un âge peu avancé. On peut remplacer la saignée par des sangsues. Après les émissions sanguines, on administre une purgation (huile de ricin), et on donne en grande quantité des boissons adoucissantes.

Les agriculteurs ont horreur de la saignée. Ils ont remarqué bien des fois que la mort était la conséquence ordinaire de ce mode de traitement. Cela suffit pour expliquer leur répulsion que nous partageons avec eux.

La transpiration : voilà leur panacée contre la *pleu-*

résie et la *pneumonie*. Ce remède en vaut un autre, il a de plus le grand avantage de ne rien coûter. Lorsque, après avoir abondamment transpiré, on s'aperçoit que les symptômes de la maladie commencent à diminuer d'intensité, il faut avoir soin de s'appliquer sur la partie douloureuse (si les *points de côté* n'ont pas complètement disparu) un large vésicatoire. Puis, dès qu'un peu de mieux le permettra, on fera prendre au malade une purgation (huile de ricin), ou tout au moins deux ou trois lavements. Boissons adoucissantes.

Système homœopathique. — Nous avons employé plusieurs fois le système homœopathique, et, nous devons le dire, avec succès :

Voici ce que M. Prost-Lacuzon écrit, de son côté, dans son *Formulaire*, à l'article *Pneumonie* :

« Je puis affirmer que pas un cas de *pneumonie* ou « *fluxion de poitrine franche*, ne résiste aux trois médi- « caments ci-dessous désignés ; plus de *deux cents cas*, « traités par moi, et dont *pas un seul* ne m'a fait défaut, « me permettent de soutenir mon dire.

« Ces médicaments sont : *aconitum*, *bryonia*, puis, s'il « le faut, *ranunculus glacialis*.

« *Aconitum*, 12e dilution. 6 globules.
« *Eau*.................. 6 cuillerées à bouche.
« *Bryonia*, 12e dilution... 6 globules.
« *Eau*.................. 6 cuillerées à bouche.

« Alterner ces deux médicaments (une fois de l'un, « une fois de l'autre), à la dose d'une cuillerée à café « un peu forte, de trois heures en trois heures, ayant « soin de reculer les doses au fur et à mesure que l'amé- « lioration se produira ».

Au lieu de *bryonia*, nous administrions *nux vomica*.

M. Prost-Lacuzon affirme, en outre, que *ranunculus*

glacialis, donné à la même dilution (une cuillerée de quatre heures en quatre heures), peut guérir, à lui seul, les fluxions de poitrine.

RAGE

La *rage* est une fièvre aiguë caractérisée par l'horreur des liquides et des surfaces planes. A cette répulsion, que l'on ne peut expliquer, se joignent les symptômes suivants : Maux de tête, malaise général, insomnie, frissons, dégoût de la société, étouffements, déglutition difficile, voix rauque. Le malade a la bouche écumante et les yeux étincelants ; il éprouve un besoin irrésistible de mordre.

TRAITEMENT

Médecine ordinaire. — *L'allopathie* confesse son impuissance. Elle conseille toutefois deux choses qui nous paraissent bonnes : 1° On doit faire la ligature du membre qui a été mordu, de manière à empêcher le poison d'arriver au cœur d'où il se répandrait dans le reste du corps ; 2° on cautérise la plaie avec un fer rouge. Quelques-uns la remplissent de poudre et y mettent le feu.

Système homœopathique. — Les homœopathes prescrivent les remèdes suivants, que l'on devra prendre immédiatement après la cautérisation :

Belladona, 12e dilution .... 8 globules.
Eau........................ 8 cuillerées à bouche.
Datura stramonium, 12e dilution 8 globules.
Eau........................ 8 cuillerées à bouche.

Alterner (une fois de l'un, une fois de l'autre).

Doses : Une cuillerée toutes les trois heures.

On lavera et on pansera la plaie tous les jours avec le mélange suivant :

Stramonium, teinture mère. 4 gouttes.
Eau...................... 10 cuillerées à bouche.

Quand *belladona* sera épuisé, on le remplacera par *aconitum*, que l'on prendra alternativement avec *datura stramonium*.

Plantes médicinales. — 1° Faites transpirer le malade le plus que vous pourrez, et donnez-lui à boire, deux fois par jour, la potion suivante : Un verre de lait, dans lequel on a fait infuser, pendant quinze minutes, une petite poignée de rue, autant de sauge et de racine de consoude, une pincée de sel et trois gousses d'ail. Avant de mettre le tout dans le lait, on aura soin de le broyer dans un mortier. On ne prendra ce breuvage que quatre heures après avoir mangé.

2° Prenez des écailles d'huître (celle à laquelle l'huître était attachée), faites-les calciner et réduire en poudre. Passez cette poudre par un tamis grossier ; délayez-la dans quatre œufs, que vous ferez cuire en omelette avec d'excellente huile d'olives. Le malade devra en manger la moitié à jeun, et mettre l'autre moitié sur la blessure. Pour ce remède encore, il faut ne pas négliger la ligature du membre et la cautérisation. De plus, on devra recourir en même temps aux bains de vapeur ou tout au moins à une transpiration abondante.

3° Au moment où nous écrivons ces lignes, un journal nous apporte une relation d'après laquelle un homme atteint de la rage se serait guéri en prenant une infusion de *datura stramonium* (la dose était de quatre feuilles). Nous ne nions pas l'efficacité de ce remède, mais nous croyons devoir prévenir que le *datura* est un poison violent, et qu'il ne faut en user qu'avec une extrême circonspection.

REINS

Les quatre ou cinq affections qui atteignent les *reins* appartiennent à la classe des maladies de l'appareil urinaire, maladies que nous n'avons pas à examiner dans ce traité.

A plus forte raison ne parlerons-nous pas de la *rétention d'urine*, question compliquée et tout à fait en dehors du cadre que nous nous sommes tracé.

RHUMATISMES

Qu'est ce que le *rhumatisme*? Nous laissons à d'autres que nous le soin de donner de cette maladie une définition exacte. La définition, d'ailleurs, importe peu. L'essentiel, c'est que nous puissions indiquer à nos lecteurs un traitement convenable. Nous allons passer en revue les diverses espèces de *rhumatismes*, en présence desquelles on se trouve ordinairement.

RHUMATISME ARTICULAIRE. — Le *rhumatisme articulaire* est une inflammation des tissus fibro-séreux des articulations.

Ce *rhumatisme* se complique souvent d'une péricardite.

TRAITEMENT

Médecine ordinaire. — Les allopathes conseillent la saignée, les sangsues, les purgations et les cataplasmes de farine de lin laudanisés. Ajoutez à cette médication l'emploi du sulfate de quinine, et vous connaîtrez à peu près toutes les ressources de la médecine ordinaire.

Voyant que ses efforts sont le plus souvent stériles, l'allopathie a recours aux bains thérébenthinés, aux douches, aux eaux thermales, à l'hydrothérapie, aux bains russes, etc. Ces moyens réussissent assez souvent ; mais, outre qu'ils sont incertains dans leurs résultats, ils ont le tort de ne pas être à la portée de toutes les bourses.

Système homœopathique. — En 1866, nous fûmes appelé auprès d'un malade qu'un *rhumatisme articulaire* clouait sur son lit. A ce *rhumatisme* venait se joindre une péricardite, selon nous très-inquiétante. Plusieurs médecins avaient déjà été consultés. Après diverses questions adressées au malade et aux personnes qui le soignaient, nous pûmes nous convaincre que l'on avait tour à tour fait appel aux remèdes allopathiques et au système Raspail. L'état de ce malheureux allait en empirant, au lieu de s'améliorer. L'idée nous vint alors d'employer l'homœopathie. Ajoutons que notre confiance dans l'efficacité des remèdes à *dose infinitésimale* n'était pas illimitée. Mais pourquoi rejeter la seule planche de salut qui nous restât pour le moment ?

Nous donnâmes donc à notre malade les deux remèdes suivants, ne soupçonnant même pas qu'ils étaient considérés comme antidotes l'un de l'autre :

Aconitum, 6ᵉ dilution... 6 globules.
Eau.................. 6 cuillerées à bouche.
Bryonia, 6ᵉ dilution.... 6 globules.
Eau.................. 6 cuillerées à bouche.

On alterna les deux médicaments (une fois *aconitum*,

une fois *bryonia*), à la dose d'une cuillerée toutes les deux heures.

Le soir, le malade s'endormit paisiblement, après quinze jours d'insomnie, et se réveilla, le lendemain matin, complétement débarrassé de ses souffrances.

Notre client n'a plus éprouvé depuis la moindre atteinte de rhumatisme.

Frappé de l'efficacité de ce traitement, nous avons continué à le prescrire, et le succès a toujours été le même.

Dans le cas où la guérison du malade se ferait attendre, on pourrait remplacer *bryonia* par *rhus toxicodendron*, ou par *lycopodium*.

RHUMATISME MUSCULAIRE.— Si on est en présence d'un *rhumatisme musculaire*, on commencera par administrer, comme pour le *rhumatisme articulaire*, *aconitum* et *bryonia*, même dilution et mêmes doses que ci-dessus. En cas de non-réussite, on recourra successivement à *arnica* et à *pulsatilla*. Ces deux derniers remèdes remplaceraient *bryonia*. *Aconitum* est toujours indispensable.

RHUMATISME DE LA TÊTE. — Pour le *rhumatisme* de la *tête*, on donnera *aconitum* et *bryonia*.

LUMBAGO. — Quand il s'agit d'un *lumbago* (rhumatisme de la région des reins), on fera prendre *nux vomica*, à la place de *bryonia*, si ce dernier remède échoue.

En désespoir de cause, consulter un médecin homœopathe.

SAIGNEMENT

(Voir HÉMORRAGIE)

SCORBUT

Le *scorbut* proprement dit est produit par une alimentation débilitante, l'humidité, les fatigues, l'encombrement, etc. Les moyens hygiéniques suffisent donc pour l'éviter. Les personnes qui en sont atteintes n'ont rien de mieux à faire que de consulter un médecin.

Il y a encore le *scorbut des gencives*. Il consiste dans certaines ulcérations de cette partie de la bouche. Les gencives enflent et saignent, puis finissent par tomber en lambeaux.

TRAITEMENT

Se laver les gencives avec l'*Elixir végétal* des Frères Dauphinois, après l'avoir mélangé d'eau, dans la proportion d'une moitié. Si cela ne suffisait pas pour arrêter le mal, on toucherait les parties malades avec un peu de charpie trempée dans un mélange de suc de citron et d'acide muriatique.

SCORPION (PIQURE DE)

Même traitement que pour la morsure de vipère. (Voir ce dernier mot.)

SCROFULES

(Voir Abcès froid)

SEVRAGE

(Voir Allaitement)

SURDITÉ

(Voir Oreilles)

SYNCOPE

La *syncope* n'est autre chose que la suspension momentanée de la respiration.

TRAITEMENT

La première chose à faire lorsqu'un malade tombe en *syncope*, c'est de le coucher, afin que le sang puisse arriver facilement au cerveau. Il faut ensuite le débarrasser de ceux de ses vêtements qui le serrent à la ceinture, lui mettre sous le nez des compresses imbibées d'*Elixir végétal* des Frères Dauphinois, et aérer l'appartement où il se trouve.

TEIGNE

On donne le nom de *teigne* aux diverses maladies qui affectent le cuir chevelu des enfants.

TRAITEMENT

Règle générale. — Ne cherchez pas à guérir cette

affection dès qu'elle se montre. Il est quelquefois utile pour la santé de l'enfant de laisser la teigne suppurer, avant de la faire disparaître.

Il n'en serait pas de même si on s'apercevait que le malade dépérit et que la diarrhée survient. Voici quels sont les remèdes à employer si on veut combattre avec succès et sans péril ce genre de maladie : Applications de compresses trempées dans des décoctions de guimauve. Dès que l'irritation a disparu, on fait à l'enfant des onctions avec la pommade de goudron (cinquante grammes de graisse de porc bien épurée, douze grammes de goudron, quatre grammes de laudanum ou d'*Élixir végétal* des FRÈRES DAUPHINOIS. Tisane de chiendent, d'orge perlé ou de riz, pendant tout le temps que dure le traitement.

TÉNIA

(Voir VERS INTESTINAUX)

ULCÈRES, — ULCÉRATIONS

Cette question est traitée en divers endroits de ce livre. On peut se reporter, en particulier, aux mots PLAIES, LÈVRES, BOUCHE, etc.

URTICAIRE

L'*urticaire* est une éruption assez semblable à celle que produisent les piqûres d'orties. Ce sont de petites plaques saillantes, d'une autre nuance que celle de la peau qui les entoure. Cette affection débute presque toujours par un malaise général et des frissons. Elle est due à des causes diverses qu'il est quelquefois difficile de déterminer.

TRAITEMENT

Prendre une purgation (huile de ricin, soixante grammes). Boire ensuite des tisanes dépuratives (douce-amère, chiendent, etc). Enfin, se frictionner avec l'*Elixir végétal* des Frères Dauphinois.

VARICES

(Voir Congestion)

VARIOLE

(Voir Fièvres)

VERS INTESTINAUX

On reconnait que les enfants sont tourmentés par les vers intestinaux aux symptômes suivants : Le ventre est dur et ballonné, la langue est blanche, l'odeur de l'haleine a quelque chose d'aigre, la face est pâle, les yeux sont cernés et brillants, les pupilles paraissent dilatées. L'enfant a des nausées et quelquefois des vomissements. Il éprouve le besoin de mettre constamment les doigts dans les narines. Il y a chez lui diarrhée et amaigrissement. Les vers produisent souvent soit des convulsions, soit une somnolence habituelle.

TRAITEMENT

Plantes médicinales. — Faites prendre au malade des infusions de menthe ou d'absinthe.

Le meilleur remède à employer est, sans contredit, l'*Eau balsamique* des Frères Dauphinois. Elle est composée avec divers extraits de plantes médicinales. Une cuillerée à café nous a toujours suffi pour guérir le malade que nous avions à traiter. On trouve ce produit près Séderon (Drôme), chez M. Bertrand, propriétaire. Nous le recommandons à MM. les Pharmaciens, Droguistes, Epiciers, etc.

Si on a affaire au *ténia*, ou ver solitaire, le traitement doit être plus énergique.

On met, dans un verre de tisane de fougère, douze grammes de racine de fougère mâle, en poudre. Deux heures après, on prend une purgation (huile de ricin, soixante grammes). Pendant plusieurs jours de suite, on répète le même remède.

VIPÈRE

Dès qu'on a été mordu par une *vipère*, on fait au malade une incision profonde et on met sur la plaie des compresses trempées dans un verre d'eau où l'on a versé huit à dix grammes d'ammoniaque liquide. Lorsque l'enflure s'est arrêtée, on panse la blessure suivant la méthode que nous avons indiquée ailleurs (*Elixir végétal* des Frères Dauphinois). Il faut avoir soin de faire boire au malade, au moment de l'opération, la valeur d'un verre d'eau mélangée de quelques gouttes d'ammoniaque.

Pour les piqûres de guêpes, de scorpions, etc., il n'est pas nécessaire d'employer le bistouri. Les compresses d'eau alcalisée suffisent.

YEUX

(Voir OPHTHALMIE)

HYGIÈNE

L'*hygiène*, dit Raspail, est l'art de conserver sa santé. Il eût dû ajouter : et très-souvent aussi celui de la recouvrer quand on l'a perdue. Dans la plupart des cas, nos maladies sont le fruit naturel des imprudences que nous commettons. Si l'homme savait dominer ses passions et régler sa vie d'une manière convenable, il serait moins exposé à perdre le don le plus précieux qui lui ait été fait, celui de posséder une âme saine dans un corps vigoureux. D'autre part, on croit trop à l'action des remèdes sur nos maladies. On ne fait pas attention que le médecin doit surtout s'attacher à aider la nature. Là se borne sa mission. Or, l'*hygiène* sera toujours le principal auxiliaire de la science.

Nous n'avons pas besoin de faire observer que le praticien le plus habile échouera fatalement si le malade ne suit pas les conseils hygiéniques qui lui sont donnés. Tout se tient dans un traitement bien compris. Négliger une seule prescription, c'est s'exposer à n'obtenir aucun résultat.

L'*allopathie*, que nous avons désignée sous le nom de *médecine ordinaire*, n'impose pas au malade une hygiène parfaitement uniforme. Ses prescriptions varient à l'infini. Chaque médecin, d'ailleurs, a sur ce point une manière de voir qui lui est personnelle.

L'homœopathie, au contraire, ne laisse que fort peu de chose à l'appréciation soit du médecin, soit du malade. Elle a des règles inflexibles auxquelles on doit se soumettre, sinon les remèdes demeurent sans effet.

Raspail impose, lui aussi, un régime à ses clients, qu'ils soient malades ou qu'ils jouissent d'une bonne santé. « L'art culinaire », dit-il, « est à l'hygiène ce que l'art pharmaceutique est à la médecine : une bonne cuisine prévient la maladie, comme une bonne thérapeutique la dissipe ».

Régime homœopathique. — Nous empruntons les indications qui vont suivre à un petit volume du docteur JAHR (*Notions élémentaires d'homœopathie.* — Paris, chez Baillère. Prix : 1 fr. 50 c.). Nous engageons nos lecteurs à se procurer cet ouvrage dont le mérite ne peut être contesté.

Le régime homœopathique est plutôt négatif que positif, il défend beaucoup plus qu'il ne prescrit.

On doit éviter les eaux minérales, les tisanes, les saignées, les pommades, les essences, les dentifrices. Il en est de même pour les remèdes domestiques dont l'emploi est de nature à contrarier l'action des médicaments homœopathiques.

Le café, le thé, le vin pur, les liqueurs, quelles qu'elles soient, les épiceries fines, les plantes potagères renfermant un principe acide, comme l'oseille, le citron, le vinaigre de bois, l'usage exagéré du sel et du sucre, une nourriture trop abondante ou trop nutritive, les plantes aromatiques, les viandes de bêtes trop jeunes, le salé, les crudités, l'usage du cigare, les excès de toute nature : voilà ce qu'interdit le système homœopathique.

« Tout ce qui ne fait que nourrir le corps », dit le docteur JAHR, « est permis, et ces choses sont très-nom-« breuses. Toutes sortes de gibier, le bœuf, le bouillon,

« le veau, les poulets, les chapons qui ne sont pas trop « gras, l'usage modéré du beurre, le lait, les œufs, le « fromage mou, l'usage modéré des huîtres ou des « poissons de mer, les pommes de terre, les choux-« fleurs, la choucroute, les épinards, etc., etc. On peut « boire soit de l'eau rougie, soit de la bière non frelatée. « L'eau d'orge, le chocolat sans arôme, le cacao, sont « également permis ».

Nous avons employé quelquefois l'homœopathie concurremment avec certains remèdes appartenant à la médecine allopathique. Ainsi, il nous est arrivé, lorsque nous étions en présence d'une gastralgie aiguë, d'appliquer sur l'estomac du malade un large vésicatoire en même temps que nous lui faisions prendre à l'intérieur des doses homœopathiques. Chaque fois l'effet produit par l'emploi simultané de ces deux médicaments a été sinon immédiat, du moins très-rapide. Toutefois, nous sommes convaincu, après en avoir fait l'expérience, qu'un remède allopathique pris à l'intérieur paralyserait complétement l'effet de l'homœopathie.

Il faut donc faire un choix entre ce système et les autres, et, ce choix fait, ne plus tergiverser.— Cette recommandation n'aurait pas de raison d'être s'il s'agissait de la *médecine ordinaire* et du *système Raspail*. On peut sans inconvénient traiter un malade en empruntant à chacune de ces deux écoles les indications que l'on croit les plus rationnelles.

Régime suivant le système Raspail. — Raspail est originaire de Carpentras. Il a conservé de son pays natal l'amour des mets hautement épicés. Les anchois, les câpres, les olives, les marinades, les saucissons, les radis, l'aïoli, la moutarde, le girofle, le piment, l'ail (l'ail surtout), le thym, l'estragon, la canelle, etc., etc..

sont autant de précieux accessoires dont ne peut se passer la table de celui qui veut bien se porter et vivre indéfiniment. Si quelqu'un s'avisait de critiquer ce régime, Raspail aurait un argument facile à lui opposer : sa brillante santé et sa longue existence.

Quel que soit leur système de prédilection, nos lecteurs feront bien de se rappeler que l'homme sobre est le seul qui puisse compter sur une santé parfaite.

Ils devront se méfier surtout de ces poisons perfides que le commerce nous livre sous les noms fallacieux de vin et de liqueurs.

La parfumerie elle-même est odieusement frelatée. De là cette foule de maladies de peau, rebelles à toute médication, que le médecin rencontre à chaque instant. On ne demande au préparateur qu'une seule chose : flatter l'odorat du consommateur. Qu'importe à l'industriel qui vend ces produits malsains, la question de savoir si son client deviendra chauve ou s'il conservera les cheveux qui lui restent, en usant de son eau de toilette ou de ses pommades? Il a d'autres soucis, vraiment. Le plus souvent il ignore lui-même si les essences dont il se sert sont pures de tout mélange (1).

(1) Nous pourrions citer plus d'une circonstance où les préparateurs des grandes maisons de Paris ont préféré des essences frelatées à des essences pures, les bonnes gens n'ayant jamais flairé que des produits malsains. Leur ignorance est parfois aussi monumentale que la bonne opinion qu'ils ont d'eux-mêmes. La plupart d'entre eux n'ont guère eu occasion d'herboriser que sur les boulevards, où fleurissent bien rarement des plantes aromatiques.

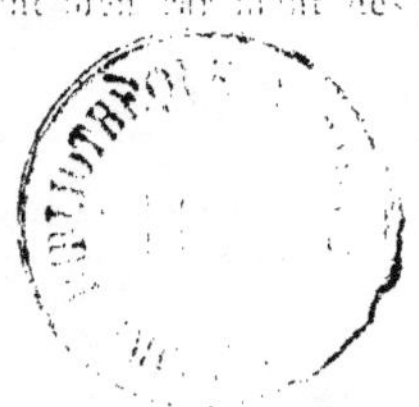

TABLE DES MATIÈRES

OBSERVATION. — Nous nous sommes borné à donner ici les indications les plus sommaires. Notre ouvrage étant un dictionnaire de médecine pratique, il nous a semblé que de longs détails seraient superflus.

Pages.

CHAPITRE PRÉLIMINAIRE I
ABCÈS. (Diverses variétés) 1
Traitement 3
ABEILLES (Piqûres d') 6
ACCOUCHEMENTS 7
AGE CRITIQUE 8
Traitement 9
AGONIE 10
AIGREURS D'ESTOMAC (Maladies d') 10
Traitement 11
ALIÉNATION MENTALE 17
ALIMENTATION. (Voir *Hygiène*.)
ALLAITEMENT 17
AMYGDALES. (Voir *Gorge*.)
ANÉVRISME 22
Traitement 23
ANGINE. (Voir *Gorge*.)
ANKYLOSE 23
ANUS (Maladies de l') 24
Traitement 24
ANTHRAX (Charbon malin) 26
ANTHRAX BÉNIN 28
Traitement 29
APHTHES. (Voir *Maladies de la bouche*.)
APOPLEXIE 31
Traitement 32
ASPHYXIE 33
Traitement 34
BAILLEMENTS, HOQUETS 35
BATTEMENTS. (Voir *Anévrisme*.)
BILE 35
BOUCHE (Maladies de la) 36
Traitement 37
BOUTONS. (Voir *Furoncle*.)
BRONCHITE 40
Traitement 41

Pages.

BRULURES 44
Traitement 45
CALVITIE. (Voir *Cheveux*.)
CANAL INTESTINAL. (Voir *Intestins*.)
CANCER 48
Traitement 49
CARIE 50
CARREAU 50
Traitement 51
CAUCHEMAR 52
Traitement préventif 52
CERVEAU 53
CHANCRE 53
CHARBON 53
CHEVEUX 53
Traitement 54
CHUTE de la LUETTE, du RECTUM, de la MATRICE 55
CLOU 55
COEUR (Maladies du) 56
Traitement 57
COLIQUES 59
Traitement 59
CONGESTION. (Diverses espèces de Congestions) 61
Traitement 62
CONSTIPATION 65
Traitement 65
CONTAGION. (Maladies contagieuses) 68
CONVALESCENCE 68
CONVULSION des Enfants 69
Traitement 69
COQUELUCHE 70
Traitement 71
CORS, OIGNONS, ŒILS DE PERDRIX, DURILLONS 72
Traitement 72
CORSET. (Ses mauvais effets.) 73
COURBATURE 73
Traitement 74
COUSINS. (Piqûres de) 74
CRACHEMENT DE SANG 74
CRAMPES 75
Traitement 75
CREVASSES. (Voir *Gerçures*.)
CROUP. (Voir *Gorge*.)
CROUTES DE LAIT 76
Traitement 76

Pages.
DANSE DE SAINT-GUY 76
Traitement 77
DARTRES 78
Traitement 79
DÉLIRE 84
DELIRIUM TREMENS 84
Traitement 85
DENTITION 85
Traitement 86
DENTS 86
Traitement 86
DÉPÔT 89
DESCENTE, DÉVIATION DE LA MATRICE 90
DIABÈTE 90
DIARRHÉE 91
Traitement 91
DOULEURS. (Voir *Rhumatisme.*)
DURILLON. (Voir *Cors.*)
DYSSENTERIE 93
Traitement 93
ECROUELLES. (Voir *Abcès.*)
EMPOISONNEMENT 94
ENGELURES 95
ENGORGEMENT 95
ENTORSE 95
Traitement 96
EPILEPSIE 96
ERYSIPÈLE 96
Traitement 97
ERYTHÈME 99
Traitement 99
ESQUINANCIE. (Voir *Gorge.*)
ESTOMAC. (Voir *Aigreurs d'estomac.*)
FIÈVRES 100
Traitement 103
FISSURES A L'ANUS 110
FISTULES 110
FLUEURS BLANCHES 111
Traitement 111
FLUXION 111
FOIE 112
Traitement 112
FOLIE. (Voir *Aliénation mentale.*)
FOULURE. Voir *Entorse.*
FURONCLE 115

Pages.
Traitement.......... 114
GALE.......... 115
Traitement.......... 115
GANGRÈNE.......... 115
Traitement.......... 115
GASTRITE. (Voir *Aigreurs d'estomac.*)
GASTRALGIE. (Voir *Aigreurs d'estomac.*)
GENCIVES. (Voir *Bouche* et *Dents.*)
GERÇURES.......... 117
GLAIRES.......... 118
GLANDES.......... 118
GOÎTRE.......... 118
Traitement.......... 118
GONFLEMENT. (Voir *Hydropisie.*)
GORGE. (Maladies de la Gorge).......... 119
Traitement.......... 120
GOUTTE — GOUTTE SEREINE.......... 120
GRAVELLE. (Voir *Vessie.*)
GRIPPE. (Voir *Bronchite.*)
HALLUCINATION. (Voir *Aliénation mentale.*)
HAUT-MAL. (Voir *Epilepsie.*.)
HÉMORRAGIE.......... 122
Traitement.......... 123
HÉMORROÏDES. (Voir *Anus.*)
HERNIE.......... 124
HERPÈS. (Voir *Dartres.*)
HOQUET. (Voir *Baillements.*)
HYDROPISIE.......... 125
Traitement.......... 126
HYGIÈNE.......... 127
INDIGESTION.......... 127
Traitement.......... 127
IVRESSE.......... 128
JAUNISSE.......... 128
Traitement.......... 129
LARYNX. (Voir *Gorge.*)
LÈVRES.......... 130
LUETTE. (Voir *Gorge.*)
LUMBAGO.......... 130
Traitement.......... 130
MEURTRISSURE. (Voir *Plaies.*)
MIGRAINE.......... 131
Traitement.......... 131
MISERERE.......... 132
Traitement.......... 132

Pages.

NOURRICES (Maladies des). (Voir *Allaitement.*)
OBÉSITÉ 133
ONGLES 134
OPTHALMIE 134
Traitement 134
OREILLES — OUÏE — SURDITÉ 138
PALES COULEURS. (Chlorose) 138
Traitement 139
PANARIS 139
Traitement 140
PAUPIÈRES. (Voir *Ophthalmie..*)
PÉRITONITE 140
Traitement 141
PLAIES 141
Traitement 142
PLEURÉSIE 142
Traitement 143
RAGE 145
Traitement 145
REINS 147
RÉGIMES homœopathiques, allopathiques et selon Raspail 158
RHUMATISMES 147
Traitement 147
SAIGNEMENT. (Voir *Hémorragie.*)
SCORBUT 150
Traitement 150
SCORPION (Piqûre de) 150
SCROFULES. (Voir *Abcès froid.*)
SEVRAGE. (Voir *Allaitement.*)
SURDITÉ. (Voir *Oreilles.*)
SYNCOPE 151
Traitement 151
TEIGNE 151
Traitement 151
TENIA. (Voir *Vers intestinaux.*)
ULCÈRES — ULCÉRATIONS 152
URTICAIRE 152
Traitement 153
VARICES. (Voir *Congestion.*)
VARIOLES. (Voir *Fièvres.*)
VERS INTESTINAUX 153
Traitement 154
VIPÈRE (Morsure de) 154
YEUX. (Voir *Ophthalmie.*)

FIN DE LA TABLE DES MATIÈRES.

BAR-LE-DUC. — TYPOGRAPHIE DES CÉLESTINS. — BERTRAND.

COLLECTION DES FRÈRES DAUPHINOIS

OU

LIVRES POPULAIRES

Sur les principales branches des Sciences, des Arts, des Métiers, de la Littérature, de l'Histoire, de la Géographie, etc. — Mis à la portée de tout le monde par la clarté de la rédaction et par la modicité des prix.

Voici les titres de quelques-uns des volumes que nous allons publier incessamment :

1° *Education des Abeilles.* Cet opuscule renfermera des détails pratiques du plus haut intérêt. 1 vol.

2° *Guide pour les Actes sous seing-privé.* (Formules et annotations.) 1 vol.

3° *Guide pratique d'Agriculture.* 1 vol.

4° *Manuel du Distillateur agricole.* 1 vol.

5° *Les Animaux nuisibles à l'agriculture.* Manière de les détruire. 1 vol.

6° *Manuel de l'Arboriculteur,* contenant les notions les plus précises sur la taille, la plantation et la multiplication des arbres. 1 vol.

7° *La Science des Engrais,* ouvrage indispensable à tous les agriculteurs. 1 vol.

8° *Le petit Chirurgien domestique.* Premiers soins à donner aux blessés, noyés, empoisonnés, etc. 1 vol.

9° *Manuel épistolaire pour toutes les circonstances de la vie.* 1 vol.

10° *Le Liquoriste domestique,* ou l'art de fabriquer à peu de frais les liqueurs hygiéniques, toujours coûteuses dans le commerce. 1 vol.

11° *Parfumerie domestique,* ou l'art de faire soi-même des cosmétiques utiles et peu coûteux. 1 vol.

12° *Le petit Vétérinaire.* 1 vol.

13° *Le Jardinage enseigné à tous.* 1 vol.

14° *L'Arpentage mis à la portée de tout le monde.* 1 vol.

15° *La Flore médicinale.* Ce livre ne tardera pas à être le compagnon inséparable de tous les habitants de la campagne.

Bar-le-Duc. — Typographie des Célestins. — Bertrand.

www.ingramcontent.com/pod-product-compliance
Lightning Source LLC
LaVergne TN
LVHW020018170826
845678LV00001B/39

9782329796994